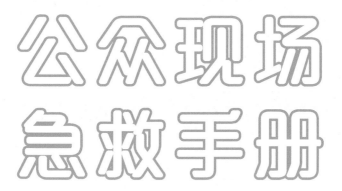

公众现场急救手册

（第2版）

蔚百彦　编著

U0313303

陕西新华出版传媒集团

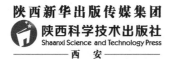

陕西科学技术出版社
Shaanxi Science and Technology Press
———— 西 安 ————

图书在版编目（CIP）数据

公众现场急救手册 / 蔚百彦编著 .— 2 版 .— 西安 : 陕西科学技术出版社 , 2022.8
ISBN 978-7-5369-8401-1

Ⅰ . ①公… Ⅱ . ①蔚… Ⅲ . ①急救—手册 Ⅳ . ① R459.7-62

中国版本图书馆 CIP 数据核字 (2022) 第 049780 号

公众现场急救手册（第 2 版）

GONGZHONG XIANCHANG JIJIU SHOUCE（DI 2 BAN）

蔚百彦　编著

责任编辑	付　琨　潘晓洁
封面设计	曾　珂

出 版 者	陕西新华出版传媒集团　陕西科学技术出版社
	西安市曲江新区登高路1388号陕西新华出版传媒产业大厦B座
	电话（029）81205187　传真（029）81205155　邮编710061
	http : //www.snstp.com
发 行 者	陕西新华出版传媒集团　陕西科学技术出版社
	电话（029）81205180　81206809
印　　刷	广东虎彩云印刷有限公司
规　　格	787mm×1092mm　16 开本
印　　张	6.5
字　　数	86 千字
版　　次	2009 年 10 月第 1 版
	2022 年 8 月第 2 版
	2022 年 8 月第 1 次印刷
书　　号	ISBN 978-7-5369-8401-1
定　　价	38.00 元

前　言

　　在日常生活和工作中，人们都有发生急性疾病或意外伤害的可能，如急性中毒、外伤大出血、脊柱骨折，尤其是心搏骤停，如不能及时进行心肺复苏会很快导致死亡。心脏性猝死大多数是一时性的严重心律失常，并非病变已发展到致命的程度，只要抢救及时、方法正确有效，多数患者是可以被救活的。为了使意外伤害或急危重症患者能及时得到救治，必须有计划地对公众进行现场急救知识培训，因为现场第一目击者不及时或不适当的处置会影响患者的进一步抢救和预后。为提高公众的现场急救知识水平，发挥"第一目击者"的现场救治作用，提高现场急救的有效性，为急救医生到达现场急救赢得宝贵时间，本书主要针对公众现场急救技能培训和自学而编写，主要内容包括胸外心脏按压、人工呼吸、止血、包扎、固定、搬运，以及灾难事故发生时应该怎样面对等。如果人人都学习一些急救技能，一旦有人发生意外或发病，在医生到来之前立即进行抢救，救治率将会大大提高。

本书图文并茂，文字通俗易懂，便于"人手一册学急救"，是很好的公众培训用书，也可以作为防灾、抗灾及大中专院校学生的参考书籍。

编者

2021 年 8 月 1 日于西安

第一章　心肺复苏

心肺复苏简称CPR（Cardiac Pulmonary Resuscitation），是当心脏停搏、呼吸骤停时，合并使用胸外心脏按压及人工呼吸来进行急救的一种操作技术。利用人工呼吸吹送空气进入肺内，再配合胸外心脏按压以促使血液从肺部交换氧气再循环到脑部及全身，以维持脑细胞及器官组织的存活。

引起心脏停搏、呼吸骤停的常见原因有：各种器质性心血管病，如冠心病、急性心肌梗死、脑卒中、心肌炎、肺源性心脏病等；各种意外事故，如溺水、触电、电击、严重创伤、大出血、气道梗塞、中毒等。心搏呼吸骤停的危害很大，心脏停搏3秒钟，会感到头晕，心脏停搏10秒钟会昏厥，心脏停搏30~40秒钟后瞳孔散大，心脏停搏60秒钟后呼吸停止、大小便失禁，心脏停搏4~6分钟后大脑发生不可逆的损伤。因此，心肺复苏应该在心搏呼吸骤停4分钟内进行，实施得越早，患者的成活率越高。

心肺复苏可分为：①基础生命支持（Basic Life Support，BLS）。是整个复苏过程的基础和关键，即急救医生到达现场前，由第一目击者采取的急救措施，包括识别心搏呼吸骤停，早期徒手心肺复苏和使用自动体外除颤器（AED）快速除颤。②进一步生命支持（Advanced Life Support，ALS）。③复苏后生命支持（Post - resusitative Life Support，PLS）。在此，我们重点介绍基础生命支持（又称初级心肺复苏）。

✚ 第一节　心肺复苏术

一、心搏呼吸骤停的表现

患者突然意识丧失，昏倒在各种场合，脸色苍白或发青（绀），刺激无反应：瞳孔散大、眼球固定等，部分患者伴有短暂抽搐、濒死喘息等。

二、心肺复苏的步骤

（一）评估现场环境的安全性

抢救者在进入现场前，需要先了解和评估整个现场的实际情况，在确保自身安全的前提下，才可以进入。

（二）判断患者意识和呼吸，呼叫救援

心搏呼吸停止的检查：①突然意识丧失，呼吸停止，通过看（患者胸腹无起伏）、听（患者口鼻腔无出气声）、感觉（抢救者面颊无气体吹拂感）来检查；②刺激无反应（拍肩高喊、掐人中，或人工呼吸）；③脸色苍白或口唇青紫。全部过程要求在10秒钟内完成。为了提高心肺复苏成功率，国际上建议删除检查脉搏这一步骤，而用如下简便方法替代：评价生命体征：①无意识（刺激反应）;②无呼吸。一旦发现患者心搏呼吸停止,应立即开始心肺复苏,切记不要反复检查脉搏或一味等待医务人员及其他人员的到来，并立即拨打120电话或要求旁观者拨打。

（三）调整体位，开放气道

令患者仰卧在地板上或硬板床上（尽量不要躺在沙发上或弹簧床上），身体无扭曲，两臂在身体两侧紧贴身躯，抢救者跪在患者身体一侧且与患者肩部水平的位置（方便抢救者不需移动，3~5秒内完成）实施胸外心脏按压和人工呼吸，将患者的衣领纽扣、领带、围巾和胸罩等解开，最好暴露胸部（气温低湿时注意保暖）。首先按压30次后，迅速清除患者口、鼻内的污泥、土块、杂草、呕吐物及假牙等（图1），然后一只手掌按患者前额，将另一只手的食指和中指置于患者颏骨（即下巴）下，上抬颏部，使其头颅后仰，即仰头抬颏法（图2），接着吹2口气，以证明呼吸道通畅以及对人工呼吸有反应。外伤患者注意保护其颈椎。

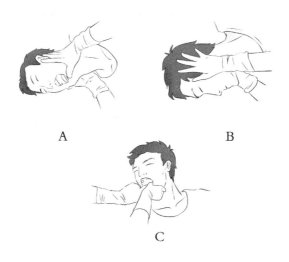

图1 清除口腔异物（A、B、C图为详细步骤）

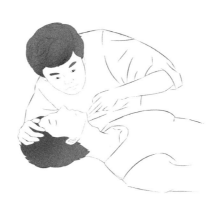

图2 仰头抬颏法开放气道

（四）胸外心脏按压和人工呼吸

1.胸外心脏按压（人工循环）：抢救者将一掌根置于患者两乳头连线中点（婴幼儿为乳头连线下 1 横指处），另一掌根重叠于前一手背上，然后两手臂绷直，腕、肘、肩为一条直线，垂直向下有节律地按压和松弛（图 3、图 4）。如此重复，频率为每分钟 100~120 次，按压深度为胸骨下陷 5~6 厘米。婴幼儿的胸外按压深度为胸部的 1/3~1/2 深度，胸外心脏按压、人工呼吸同时进行，比例为按压 30 下吹 2 口气，即 30 : 2 按压通气比。此比例除新生儿以外，适合所有年龄组人群的单人复苏；若为双人操作，通气比为 15 : 2。

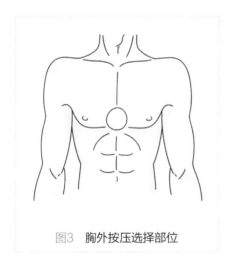

图3　胸外按压选择部位

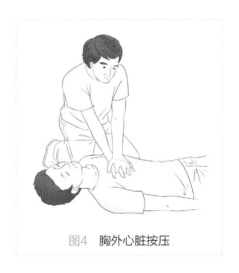

图4　胸外心脏按压

新生儿 CPR 一般用于出生后第 1 小时还没有离开医院的患者，婴儿 CPR 一般用于小于 1 岁的患者，儿童 CPR 一般用于 1~8 岁的患者，成人 CPR 一般用于大于等于 8 岁的患者。当对新生儿实施按压时，抢救者应当按压其胸部的 1/3 深度，采用 15 : 2 的按压通气比。

2.人工呼吸：分口对口、口对鼻及口对口鼻人工吹气 3 种类型。

（1）口对口吹气：抢救者用双唇包严患者的口唇，放在患者前额的那只手的拇指和食指捏住患者的鼻翼，以防气体从鼻孔逸出，然后进行吹气。吹气时间持续 1 秒钟。吹气完毕，松开捏鼻翼的手，观察患者胸部的起伏状况。口对口人工呼吸每分钟 8~10 次（图 5）。

（2）口对鼻吹气：用于口不能张开，口部严重受伤的情况（图 6）。

（3）口对口鼻吹气：对于婴幼儿患者，可采用口对口鼻吹气（图 7）。

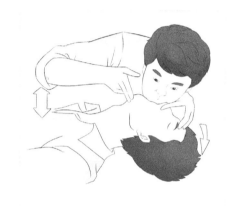

图5　口对口人工呼吸

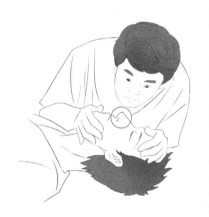

图6　口对鼻人工呼吸

（五）现场抢救者的更换

抢救者疲劳可能会导致按压的力度和幅度不够。CPR 中，应该注意胸外按压中胸廓完全回复的重要性。在 CPR 开始后 1 分钟后，就可以观察到抢救者明显的疲劳和按压力度的减弱，如果有 2 名或更多的抢救者，应每 2 分钟更换按压者（或在 5 个 30 ：2 的按压通气比后更换）。每次更换尽量在 5 秒钟内完成。如果有 2 名抢救者位

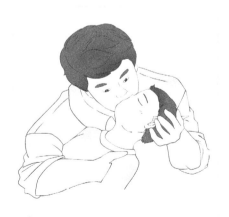

图7　口对口鼻人工呼吸

于患者的身边，其中一名应做好准备，每2分钟接替按压操作者。

（六）心肺复苏的有效表现

①自主呼吸恢复；②有知觉反应（如咳嗽、呻吟、眼球转动等）；③颈动脉有搏动（颈动脉的触摸方法：抢救者可将食指和中指指尖并拢，置于患者的气管正中部位。对于男性患者，可先触及其喉结，然后向旁侧滑移至2~3厘米处轻轻触摸）（图8）。

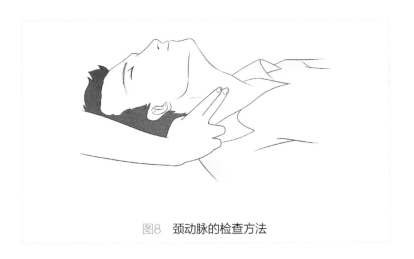

图8　颈动脉的检查方法

检查心肺复苏是否有效必须在30∶2按压通气比进行5个循环后（30∶2为1个循环），检查时要求在5秒钟内完成，切忌反复检查，以免影响复苏效果。

✚ 第二节　救命神器：AED

85%的成人心脏性猝死是因心室颤动（VF）所致，早期电除颤被认为是救治心搏骤停最重要的关键性治疗。除颤越早，救治成功率越高。如果能在1分钟内完成除颤，成功率有90%，而每延后1分钟，成功率就会下降10%。所以，及时且正确地除颤是救命的关键所在。

我国很多公共场所现在已经配备自动体外除颤器（AED）。AED具有心脏节律分析和电击指令系统，可以建议何时行电击除颤操作，操作者只需简单按"电击"按钮便可行电除颤。

如何使用AED?

急救站

打开 AED 自带的电源开关键，抢救者可根据语音提示进行救治。

第一步：请按照外包装上的图示给患者贴好电极片。

第二步：请把插头插入插座。

第三步：请不要接触患者，机器开始自动分析患者心律。

第四步：请不要靠近患者，开始自动充电。

第五步：现在开始除颤，请按橘黄色防电键。

AED 只适用于无反应、无呼吸和无循环体征的患者。放电时抢救者和旁观者不要接触患者。电除颤目前包括 2 种除颤波形：单相波（MDS）和双相波（BTE），单项波选择 200~360 焦耳，双向波选择 150~200 焦耳。电除颤只需 1 次，不能反复进行。除颤完成后，立刻进行胸外按压，间隙为 5 秒钟。除颤后心肌还需一段时间反应，5 个周期（30∶2 为 1 个周期）或 2 分钟后再检查复苏效果。电除颤时，电极片或手柄的放置位置很重要，一般采用前、侧位，即将前电极放在胸骨旁，右侧锁骨下方；侧电极放在左乳头外侧，电极的中心适合放在腋中线（图 9）。

心前区叩击治疗室速：有除颤仪者选择除颤，无除颤仪者可选择心前区叩击（图 10）。

在心搏骤停后的 1 分 30 秒内，心脏应激性最高，此时拳击心前区，可使心肌兴奋，促使心脏复跳。但目前对心前区叩击的效果存在争议，既不推荐，也不反对使用。

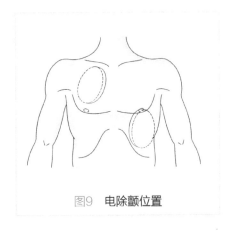

图9　电除颤位置

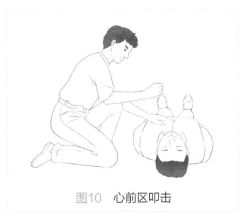

图10　心前区叩击

1.方法：右手松握空心拳，小鱼际肌侧朝向患者胸壁，以距胸壁20~30厘米高度，垂直向下捶击心前区（即两乳头连线中点）。叩击 1~2 次，每次 1~2 秒钟，力量中等。叩击后，应立即行胸外心脏按压和人工呼吸。

2.注意事项：①叩击不宜反复进行，叩击次数最多不宜超过 2 下。②叩击时用力不宜过猛。小儿禁用，以防肋骨骨折。

3.终止心肺复苏：有下列情况之一者可放弃复苏：①患者已经有明显不可逆死亡体征（如尸僵，相关的发绀、断头等）；②进行心肺复苏可能使抢救者有躯体损伤的危险；③抢救者因为筋疲力尽不能坚持或存在环境危险；④患者已恢复自主的呼吸和脉搏；⑤医务人员到场；⑥心肺复苏术持续半小时之后患者毫无反应，或者患者及代理人留有不要求复苏的遗嘱。

4.关于现场抢救者人工呼吸的情况说明：①情况允许，个人条件尚可，尽可能按标准 30∶2 通气比进行；②如果对口对口人工呼吸有恐惧感，或者怕被感染疾病（其实感染机会很小），也要尽可能做好按压 100 次 / 分，不做人工呼吸；③对那些溺水、药物过敏导致的窒息性心脏停搏的患者，尽可能同时去做按压和口对口人工呼吸。鼓励那些担心被传染的人们可以使用阻挡物或防护装置来通气（但阻挡物会增加气流的阻力），不要因此延误人工呼吸。另外，不愿进行口对口复苏术的人，应尽可能呼救和持续进行胸外心脏按压。

第二章 创伤

创伤在生活中很常见，主要指各种外力或者机械因素接触人体后对人体器官、组织造成的伤害，如切割伤、离断伤、擦伤等。对于简单的外伤或者急性外伤，我们还是有必要掌握一些科学知识和技能，早期正确的处理可防止患者伤情恶化，对于减少致残率、致死率有很重要的意义。外伤救护应坚持先救命后包扎的原则，常用的 4 项技术是指止血、包扎、固定和搬运。

第一节　止血

一、出血程度

1. 出血 < 5%：无明显症状。

2. 出血 > 20%：面色惨白、肢体冷汗。

3. 出血 > 40%：情绪改变（躁动、淡漠）、脉搏摸不到、血压测不出，可导致死亡。

二、止血方法

（一）指压止血法

用拇指压住伤口近心端的动脉，将动脉压向深部的骨头上，以压闭血管，阻断血流，达到临时止血的目的。适用于头、颈和四肢动脉出血的急救。应熟悉各部血管的压迫点（图11），压迫时间不宜过长。

1.头顶部出血：在伤侧耳前，对准下颌耳屏上前方1.5厘米处，用拇指压迫颞浅动脉（图11A）。

2.颜面部出血：用拇指压迫伤侧下颌骨与咬肌前缘交界处的面动脉（图11B）。

3.头颈部出血：用拇指或用其他4个手指并拢，对准颈部胸锁乳突肌中段内侧，将颈总动脉压向颈椎横突上止血。应注意：①绝对禁止同时压迫两侧的颈总动脉，以免造成脑缺血坏死；②压迫位置不宜太高，时间不能太久，

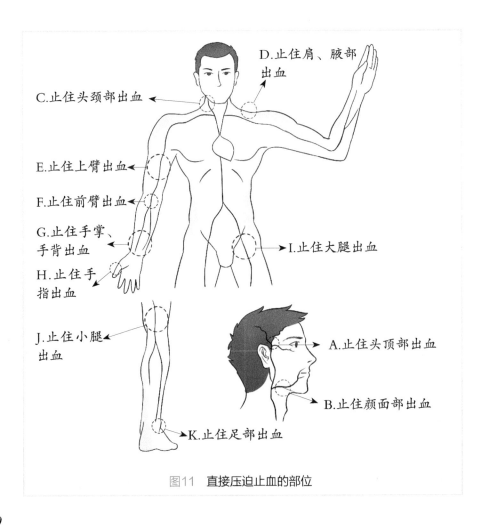

图11　直接压迫止血的部位

以免使颈动脉窦受到刺激而反射性减低心率、与降低血压而危及生命（图11C）。

4. 肩、腋部出血：用拇指或其他4个手指压迫同侧锁骨上窝，向下对准第一肋骨，压住锁骨下动脉（图11D）。

5. 上臂出血：一手抬高患肢，另一手的拇指或其他4指压迫上臂中部内侧，将肱动脉压于肱骨上（图11E）。

6. 前臂出血：将患肢抬高，用4个手指压在肘窝肱二头肌内侧的肱动脉末端（图11F）。

7. 手掌、手背出血：将患肢抬高，用双手拇指分别压迫手腕部的尺、桡动脉（图11G）。

8. 手指出血：将患肢抬高，用食指、拇指分别压迫手指掌侧的指动脉（图11H）。

9. 大腿出血：在腹股沟中点稍下方，用双手拇指向后用力压股动脉（图11I）。

10. 小腿出血：在腘窝处摸到跳动的腘动脉，用大拇指用力向后压迫（图11J）。

11. 足部出血：用双手拇指或食指分别压迫足背中部近脚腕处胫前动脉和足跟内侧与内踝之间的胫后动脉（图11K）。

（二）止血带止血

用手压迫止血失败时，改用止血带止血（图12）。

1. 用三角巾或毛巾折成5厘米左右宽的条状，紧紧包扎在止血点和伤口之间。

2. 将手绢之类的物品折成小块，放在被压迫的动脉血管上面。

3. 止血带不能扎在关节部位，可以扎在关节上方（图12A）。

4. 将止血带压在有伤口的手臂或腿上紧绕2周，打半只结（图12B）。

5. 再在结上放一根长 20~30 厘米的结实木棒，在木棒上打一结实结（图 12C、图 12D）。

6. 拧转木棒，勒紧止血带，直到止血为止（图 12E）。

7. 如果出血停止，用止血带的其余部分或其他绳索把木棒固定在这个位置上（图 12F）。

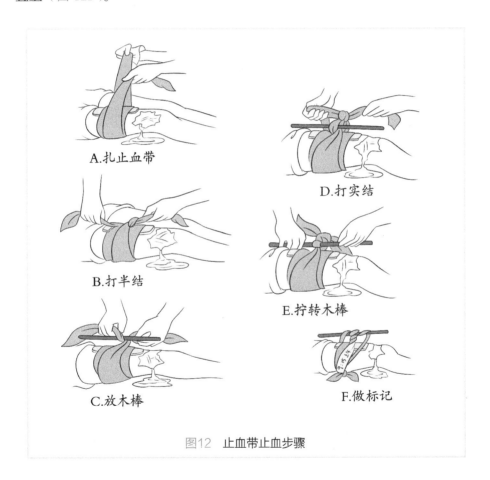

A.扎止血带

D.打实结

B.打半结

E.拧转木棒

C.放木棒

F.做标记

图12 止血带止血步骤

8. 用笔或口红将止血带扎紧时的时间写在止血带或患者额头等处做标记。

9. 请在包扎止血带后 2 小时内，将患者送至医院治疗。

10. 因为扎紧止血带超过 2 小时，组织会坏死，如果 1 小时后无法得到医生的及时治疗，需每隔 1 小时，松开部分止血带，恢复肢体的血液循环。同时要用纱布盖好出血区域，直接用力压迫出血区。压迫止血仍无法止血时，大约 5 分钟后把止血带重新扎紧。到医院后，将包扎止血带的时间告知医师。

第二节　包扎

伤口包扎是院前急救中最常用的方法之一，可起到保护创面、固定敷料、防止污染、止血止痛的作用，有利于伤口早期愈合。包扎时应注意：①暴露伤口要快，动作要轻巧，不要碰撞伤口，以免增加伤口出血和疼痛；②敷料接触伤口面必须保持干净，以免增加伤口感染机会；③包扎部位要准确，伤口要全部包扎，包扎时要牢靠，松紧度要适宜，打结要避开伤口和不宜压迫的部位。包扎时肘部要屈曲，腿要伸直，以便保持肢体的功能位置。常见的还有头部包扎和眼部包扎（图 13、图 14）。

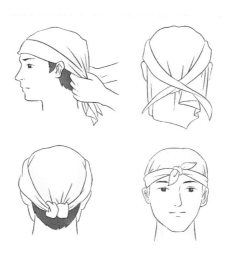

图13　头部包扎

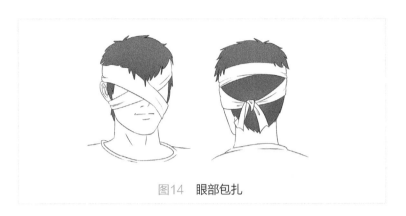

图14　眼部包扎

包扎带的种类主要有绷带和三角巾 2 种。

1. 绷带：绷带是用白色棉布或细纱布撕成长条而制成的。绷带的宽度和长度因应用部位而不同,急救中常用的绷带型号有 2 厘米 ×2 米,5 厘米 ×5 米, 8 厘米 ×5 米，10 厘米 ×5。

2. 三角巾：将一块边长 1 米左右的正方形棉布或纱布，对角剪开即成 2 个三角巾。三角巾展开时有底边、两斜边，有顶角与 2 个底角。

✚ 第三节　固定

开展现场急救时，由于受现场条件的限制，对骨折患者主要是采用就地取材、临时固定的办法。

一、有伤治伤，有出血止血

用就地的木棍或板条，做应急夹板，放在骨折部位，用宽带子将夹板固定在肢体上，在骨折部位填上毛巾等物，使骨折处固定不动。夹板应有一定的长度（通过骨折上下 2 个关节）和强度。

二、上夹板的方法（图 15）

1. 上臂骨折：从肩到肘上夹板（图 15A）。

2. 前臂骨折：从肘到腕关节，直到手指上夹板。如用长夹板，把上臂全部包扎起来；如用小夹板，在手的背侧和掌侧各放 1 块夹板包扎起来（图 15B）。

3. 大腿骨折：从腋下到下肢足末端上夹板，身体和夹板的空隙用衣服塞紧（图 15C）。

4. 小腿骨折：从大腿中部开始，到足的末端为止上夹板。如果是长夹板，要把整个小腿包扎在夹板固定的范围内；如果是小夹板，在小腿内外各放 1 块小夹板（图 15D）。

5. 手指骨折：包括手指截断伤，用流水冲洗，消毒，上夹板或与邻近没有骨折的手指一起包扎起来。处理完后立即送医院（图 15E）。

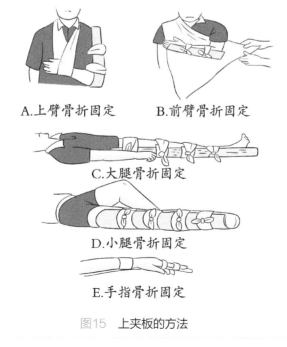

A.上臂骨折固定　　　B.前臂骨折固定

C.大腿骨折固定

D.小腿骨折固定

E.手指骨折固定

图15　上夹板的方法

第四节　搬运

在现场进行初步救护后，必须经过搬运，将伤员迅速安全地送到医疗技术条件较完善的医院，作进一步的检查和治疗。正确搬运和及时送医，是院前急救的一个重要内容，有徒手搬运和担架搬运2种方法。

徒手搬运是指不需要任何器材，在狭小的、担架无法通过的地方均可使用的搬运方法。此法会令患者和搬运者都比较劳累。

一、单人搬运（图16）

1. 搀扶法：将伤病员一手臂搭在抢救者肩上，抢救者用一手拉住，另一手扶伤病员腰部。此法适用于病情轻、能够站立行走的患者（图16A）。

2. 抱持法：抢救者先蹲在伤病员的一侧，面向伤病员，用一侧的手臂环抱住伤员的背部，另一侧的手臂放入伤病员的大腿下，然后将伤病员轻轻抱起前行。此法适用于体重较轻、受伤较轻的伤病员（图16B）。

3. 背负法：使伤员前胸紧贴抢救者后背，将病员上肢拉向自己前胸，用双手托住伤员大腿中部使其双腿向后弯曲。此法适用于意识清醒的、体型较小且两侧上肢没有受伤或仅有轻伤、没有骨折的老弱或年幼伤员，胸部创伤者不宜用此法（图16C）。

4. 拖行法：对于一些不能行走的伤病员，抢救者先将伤病员的手臂横放在其胸前，然后将自己的双臂放在伤病员的腋下，用双手抓紧伤病员的对侧手臂，将伤病员缓慢向后拖行（图16D）。

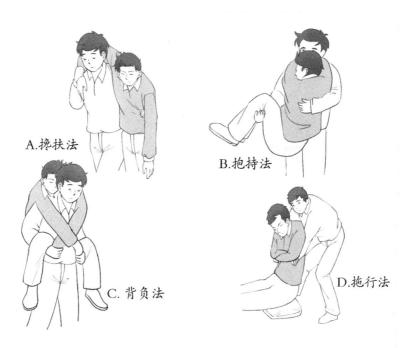

A.搀扶法

B.抱持法

C.背负法

D.拖行法

图16 单人搬运方法

二、双人搬运（图 17）

1.轿杠式搬运：双人搬运者的手交叉做成座椅，让患者坐在上面。这种方法适用于意识清楚但体弱的患者（图 17A）。

2.座椅搬运：患者受伤时，可使用座椅搬运（图 17B）。

3.拉车式搬运：若患者无骨折，一人支撑患者的膝部，另一人支撑其上身和上肢进行搬运。若患者无意识，则要注意尽量用手支撑患者的颈部、背、腰、膝等部位，不让患者身体弯曲。（图 17C）

4.平抬式搬运：2 位抢救者双手平抱患者胸背部、臀部、下肢（图 17D）。

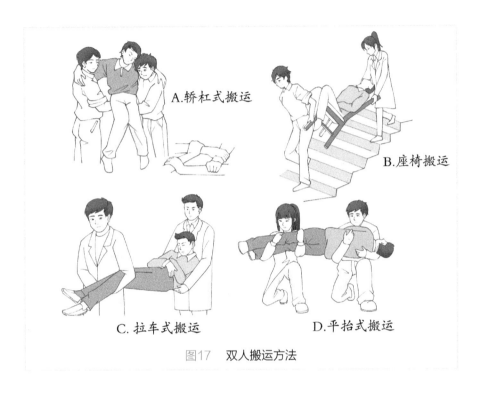

A.轿杠式搬运

B.座椅搬运

C.拉车式搬运

D.平抬式搬运

图17　双人搬运方法

三、多人搬运（图18）

多人搬运时，抢救者在往上抬起患者时，要用手支撑患者的头、颈、背、膝下等部位。全员的手高度要一致，让患者呈现水平状态。此法多用于脊柱损伤的患者。也可将患者放在硬板上固定后，再进行搬运。

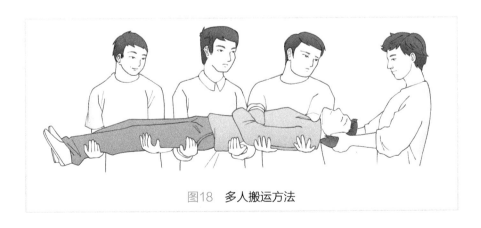

图18　多人搬运方法

第五节 崴脚

踝关节扭伤，俗称崴脚，在日常生活中很容易出现。人们无论是在工作还是生活中，走路、跑步、跳跃等动作都在时刻发生，而如果突发路面不平等情况，就很容易崴脚。学习崴脚的正确处理方法非常必要。

1.患者要先回到坐位或者卧位的状态，将上肢抬高，以促进静脉回流。

2.迅速用冷水浸泡过的凉毛巾或者冰袋进行冷敷，以便促进血管收缩，减少渗出。在崴脚后48小时以内，患者要每2~3小时冷敷1次，每次保持15~20分钟。

3.冷敷后也要尽量保持足部外高内低的姿势，用绷带或者三角巾固定足部，不要活动。

4.需要注意的是，崴脚后不要按摩，以免造成二次伤害。受伤后24小时内，也不要进行热敷，因为热敷会扩张血管，增加渗出，加重肿胀。可在全部冷敷操作完成后进行热敷。

第六节 闪腰

闪腰，也称急性腰扭伤，一般是因弯腰取东西、咳嗽、打哈欠或无任何原因，突然腰部剧痛，活动受限。也可能原来就有的腰部椎间盘突出、慢性腰肌劳损等"老伤"使得闪腰易发作。

腰伤的处理：要睡硬板床，不要睡在较软的床上，让髋关节、膝关节舒服地弯曲，像虾一样，侧卧，安静休息。疼痛好转后，可以步行，但要防止弯腰，注意腰部保暖。

第三章 自然灾害和安全事故

第一节 灾害事故前的准备工作

准备工作多指准备急救箱和灾害事故发生时的备用品。

一、急救箱

急救箱通常选择皮质的箱子、帆布箱子或者帆布包，比较牢固，便于运输。平时不要放在儿童容易取到的地方，避免高温和高湿度场所。

1. 常用器材：轻便的剪刀、小刀、小镊子、小手电筒、体温计、止血带、废物袋、家用吸氧装置等。

2. 医用器材：各种医用绷带（包括伸缩绷带、弹性绷带、普通绷带）、三角巾、棉球、纱布、胶布、雾化止疼剂等。

3. 外用药：消毒用的酒精棉球、碘酒、紫药水、肥皂、抗生素软膏、激素软膏、眼药水、滴鼻液、抗哮喘雾化吸入剂等。

4. 内服药：解热镇痛药、感冒药、胃肠药、止泻药、防晕船晕车药、抗过敏药、抗生素（不能用过期的，应该根据药品有效期不断调换）。

5. 紧急联系身份卡（可参考表1）。

表1 **紧急联系身份卡**

紧急联系身份卡			
姓名	性别	出生日期	年 月 日
家庭住址	电话	邮编	
工作单位			
工作单位地址	电话	邮编	
家属姓名			
血型	A B AB O Rh（ ）	过敏史	
现在所患疾病及用药情况：			
过去曾患疾病及治疗情况：			

二、灾害事故发生时的备用品

1.饮食方面：饮用水、方便面、饼干、面包、罐头、巧克力、奶粉等。

2.用品方面：奶瓶、袖珍收音机、手电筒、多用小刀、包头布、手套、尼龙绳、毛巾、火柴、打火机等。

第二节 地震发生时的"避祸"方式

一、就近躲避

震时就近躲避，震后迅速撤离到安全的地方是应急防护的较好方法。所谓就近躲避，就是因地制宜地根据不同的情况采取不同的对策。

（一）学校人员的避震方法

教师平时要结合教学活动，向学生们讲述地震和避震知识。震前要安排好学生转移、撤离的路线和场地，震后沉着地指挥学生有秩序地撤离。在比较坚固、安全的房屋里，可以躲避在课桌下、讲台旁，教学楼内的学生可以到开间小、有管道支撑的房间里。绝不可让学生们乱跑或跳楼。

（二）在街上行走人员的避震方法

地震发生时，高层建筑物的玻璃碎片和大楼外侧的混凝土碎块，以及广告招牌、马口铁板、霓虹灯架等，可能掉下伤人，因此在街上走时，最好将身边的皮包或柔软的物品顶在头上，无物品时也可用手护在头上，尽可能做好自我防御的准备。要镇静，迅速离开电线杆和围墙，跑到比较开阔的地区躲避。

（三）车间工人的避震方法

车间工人可以躲在车、机床及较高大的设备下，不可惊慌乱跑。特殊岗位上的工人首先要关闭易燃易爆、有毒气体的阀门，及时降低高温、高压管道的温度和压力，关闭运转设备。大部分人员可撤离工作现场，在有安全防护的前提下，少部分人员留在现场随时监视险情，及时处理可能发生的意外事件，防止次生灾害的发生。

（四）行驶车辆的应急方法

1.司机应尽快减速，逐步刹闸。

2.乘客（特别是在火车上）应用手牢牢抓住拉手、柱子或座位等，并注意防止物品从行李架上掉下伤人。面朝行车方向的人，要将胳膊靠在前座位的椅垫上，护住面部，身体倾向通道，双手护住头部；背朝行车方向的人，要双手护住后脑部，并抬膝护腹，紧缩身体，做好防御姿势。

（五）楼房内人员的避震方法

地震发生时，首先要保持清醒、冷静的头脑，及时判别震动状况，千万不可在慌乱中跳楼。这一点极为重要。可躲避在坚实的家具下或墙角处，亦可转移到承重墙较多、空间小的厨房和厕所去暂避一时。因为这些地方结合力强，尤其是管道经过处，具有较好的支撑力，抗震系数较大。总之，震时可根据建筑物的布局和室内的状况，审时度势，寻找安全空间和通道躲避，减少人员伤亡。

地震到来时，如果正好在公共场所，千万不要紧张慌乱，到处乱跑。应用手或其他物品保护好头部，就近躲在结实的支撑物下。影剧院和体育馆的排椅、商场的立柱和墙角等都是合适的避震处，但应避开大型超市的货柜架。待地震平息后，再有秩序地安全撤离。记住：不要靠近窗口，更不要跳楼逃生。

（六）在商店遇震时的应急方法

在商店遇到地震时，要保持镇静。由于人员慌乱，商品向下掉落，可能使避难通道阻塞。此时，应躲在近处的大柱子和大商品旁边（避开商品陈列橱），或朝着没有障碍的通道屈身蹲下，等待地震平息。处于楼上位置的人员，原则上向底层转移为好。但楼梯往往是建筑物抗震的薄弱部位，因此要看准合适的脱险时机。服务员要组织群众就近躲避，震后安全撤离。

（七）地震时利用"救命三角"逃生

有人提出地震时利用"生命三角"逃生值得借鉴：地震来时，躲在"生命三角"内存活机会最大！

图19 "救命三角"示意图

简单地说，当建筑物倒塌后，落在物体或家具上的屋顶重力会撞击到这些物体，使得靠近它们的地方留下一个空间。这个空间就是"救命三角"（图19）。物体越大、越坚固，它被挤压的余地就越小。而物体被挤压得越小，这个空间就越大，于是利用这个空间的人免于受伤的可能性就越大。但当建筑物倒下时，那些躲到物体下方，如在桌子或汽车下躲避的人更容易受到重伤或死亡。

猫、狗和小孩子在遇到危险的时候，会自然地蜷缩起身体。地震时这么做，是一种安全的本能，而这在一个很小的空间里便可做到。靠近一个物体（如沙发、结实的桌子等），结果往往是仅受到轻微的挤压。

在地震中，木质建筑物最牢固。木头具有弹性，并且与地震的力量一起移动。如果木质建筑物倒塌了，会留出很大的生存空间，而且，木质材料密度最小，重量最小。砖块材料则会破碎成一块块更小的砖，造成人员受伤。但是，被砖块压伤的人远比被水泥压伤的人数要少得多。

如果是晚上发生地震，正在床上，只要简单地滚下床。床的周围便是一个安全的空间。

如地震发生时，正在看电视，不能迅速地从门或窗口逃离，那就在靠近沙发的地方或椅子的旁边躺下，然后蜷缩起来。

大楼倒塌后，往往会有很多人在门口死亡。这是怎么回事？如站在门框下，当门框向前或向后倒下时，就会被头顶上的屋顶砸伤；如门框向侧面倒下，就会被压中，所以，不管怎么样，站在门口的人都会受到致命伤害！

千万不要走楼梯。因楼梯与建筑物摇晃频率不同，楼梯和大楼的结构物会不断发生个别碰撞。人在楼梯上时，会被楼梯的台阶割断，造成很严重的毁伤！就算楼梯没有倒塌，也要远离楼梯，哪怕不是因为地震而断裂，也会因为承受过多的人群而坍塌。

地震时，在车内的人往往会被路边坠落的物体砸伤，其实可先下车，靠近车辆坐下，或躺在车边就可以了。所有被压垮的车辆旁边都有一个0.9米高的空间，除非车辆是被物体垂直落下砸中。

二、地震伤害类型

地震发生以后，人们往往会受到不同程度的伤害。

1. 机械性外伤：指人们被倒塌体及各种设备直接砸击、挤压下的损伤，一般占地震伤的95%~98%。受伤部位有头面部伤、骨折。其中，颅脑伤的早期死亡率很高，骨折发病率占全部损伤的55%~64%，软组织伤占12%~32%，其余为内脏和其他损伤。地震伤死亡的原因主要是创伤性休克。

2. 埋压窒息伤：指人们在地震时不幸被埋压住身体或口鼻，从而发生窒息。在地震引起的地质灾害（崩塌、滑坡、泥石流）中，整个人体被埋在土中，虽无明显外伤，但可能窒息死亡。

3. 完全性饥饿：指人们在地震时被困在废墟空隙中，长期断水断食；环境或潮湿、寒冷，或闷热、污浊，使人体代谢紊乱、抵抗力下降，濒于死亡，被救出以后口舌燥裂、神志不清，全身衰竭，往往在搬动时死亡。

4.精神障碍：指地震时受强烈的精神刺激出现的精神应激反应。常见的症状是疲劳、淡漠、失眠、迟钝、易怒、焦虑、不安等。

5.淹溺：指地震诱发水灾引起。要创造条件实施空中或水上救护，但由于地震淹溺者往往有外伤，因此增加了治疗难度。

6.烧伤：指地震诱发的火灾或有毒有害物质泄漏乃至爆炸引起。由于地震火灾往往难以躲避，因此容易导致砸伤、烧伤的复合疾病。

7.冻伤：指地震发生在严冬，在没有取暖设施的条件下引起。

三、震后互救

震后互救，指地震后幸免于难的灾区人们，对被埋压人员实施救助的措施。由于多种条件的制约，外界救援人员不可能即刻到达现场，因此灾区人们开展互救活动既近又快，还熟悉情况，在减轻地震灾害方面具有难以替代的作用。

（一）快速救人

据统计，震后20分钟救活率达到98.3％以上，震后1小时救活率下降到63.7％，震后2小时还救不出的人员中，因窒息死亡的人数占死亡总数的58％以上。

（二）救人原则

1.先近后远：先救近处的人。无论是家人、邻居，还是萍水相逢的路人，只要近处有人被埋压就要救。如果舍近求远，会错过救人良机。

2.壮大力量：先救青壮年、容易救的人、医护人员、解放军等，旨在壮大互救力量。

3.安全第一：始终要把安全放在首位，防止对被埋压者造成新的伤害。

（三）救人方法

震后救人，要根据变化的环境与条件，因地制宜地采取相应的方法。

1. 准确定位：根据建筑物倒塌特点，判断被埋压者的位置。例如，建筑物倒塌以后经常形成一些"安全岛"，在这里有时可以找到遇险者；可用人工喊话、敲击、地震犬搜救、听被埋压者呼叫等方式寻找被埋压人员，也可请被埋压者的家属、同事或邻居提供被埋压线索；或利用先进的科学技术手段，如红外线探测技术、测声定位技术、光学目视探测定位技术、无线电测向定位技术等寻找；还可以根据现场情况进行综合分析，判断被埋压人员位置。

2. 扒挖技术：当自己的亲人被埋压时，心急如焚可以理解，但是在扒挖时千万不能鲁莽。注意用工具扒挖时，当接近被埋压者时不得使用利器；扒挖过程中要力求分清支撑物与埋压物，尽量保护支撑物；扒挖时尽早让封闭空间与外界沟通，以便新鲜空气进入；扒挖时如灰尘过大，可喷水降尘；扒挖过程中可将水、食物、药品等递给被埋压者，以延长其生命。

3. 施救技术：先将被埋压者头部暴露，清除其口、鼻异物，再使其他部位露出。例如，唐山地震时的一名农家妇女，每救一人，只暴露其头部，然后再救别人，结果她在较短的时间内救活数十人。对于头部暴露后不能自行脱险者，要在暴露全身以后再抬救出来，不可强拉硬拽。

4. 护理技术：对于在黑暗、窒息、饥渴状态下被埋压过久的人，应蒙上其眼睛，以避免强光刺激；让其缓慢呼吸新鲜空气，引导其缓慢进食进水；避免被救人员在情绪上过于激动。

5. 搬运技术：对于重伤员，应尽快送往医疗点救治；对于骨折、危重伤员，要有相应的护理措施。

第三节 水灾发生时的"避祸"方式

一、洪水将至的应急方案

处于水深在 0.7~2 米的淹没区内或洪水流速较大难以在其中生活的居民，应及时采取避难措施。因避难主要是大规模、有组织地进行，所以要注意：①要让避难路线家喻户晓，让每一个避难者弄清洪水先淹何处、后淹何处，以便选择最佳路线逃生，避免造成"人到洪水到"的被动局面。②要认清路标。在那些洪水多发的地区，政府往往会修筑避难道路。一般说来，这种道路应是单行线，以减少交通混乱和阻塞。③要保持镇定的情绪。④可立即登上屋顶、大树、高墙，暂时避险，等待援救。切忌爬到泥坯墙屋顶、电线杆上避险。

二、水灾发生时的逃生方式

洪水到来之前，要关掉煤气阀和电源总开关，以防电线浸水而漏电失火、伤人。如果时间允许，尽快收拾家中贵重物品并将其放在楼上；如时间紧急，可把贵重物品放在较高处，如桌子、柜子或架子上，以免浸水。

在洪水到来之前，要采取必要的防御措施，为防洪水涌入屋内。要堵住大门下面所有空隙，如旧地毯、旧毛毯都是理想的塞缝隙的材料，还要在门槛外堆放沙袋，阻止洪水涌入。最好在门槛外侧放上沙袋。沙袋可以自制，以长 30 厘米、宽 15 厘米最好；也可以用塑料袋塞满沙子、泥或碎石，填充沙袋。如预料洪水会涨得很高，那么底层窗槛外也要堆上沙袋。

如果洪水不断上涨，在短时间内不会消退时，应在楼上贮备一些食物及必要的生活用品，如饮用水、炊具、衣物等。尤其是生活在偏僻地区的人，一旦交通受阻，救援人员两三天内难以赶到，只得自给自救，必须准备饮用水、食物、保暖衣物以及烧开水的用具。如果没有轻便的用具，可以改吃干粮充饥。还要携带火柴或打火机，必要时用来生火。

如果洪水迅速猛涨，可能不得不躲到屋顶（图 20）或爬到高树上（图 21），或者要乘自救木筏逃生。此时需要收集一切可用来发求救信号的物品，如手电筒、哨子、旗帜、鲜艳的床单或布缎，沾油破布（用以焚烧）等，及时发求救信号，以争取被营救。否则，就只能坐以待毙。待在屋顶时，可以用绳子或被单将身体与烟囱相连，以免从屋顶滑下。

如果不得不逃出险境，可自制简易木筏逃生（图 22）。身边任何入水可浮的东西（如床、圆木、木梁、箱子、木板、衣柜）都可制作木筏。如无绳子，可用被单绑扎木筏，还可将婴幼儿放在大盆里涉水（图 23）。出发之前，一定要先吃些含较多热量的食物，如巧克力糖、甜糕饼等，并喝些热饮料，以增强体力。不到迫不得已，不可乘木筏逃生。因为乘木筏是有危险的，尤其是对于水性不好的人，一旦遇上汹涌的洪水，很容易翻船。此外，爬上木筏之前一定要试验其浮力，并带一些食物及船桨、发信号的工具。

当在开阔地带驾车时遇上洪水，应把车迎着洪水开过去，并闭紧窗户。如果让洪水冲到车的侧面，它会把车掀翻并卷走。如正处在峡谷或山地，要迅速驶向高地。

如果发洪水时身处山地，想涉水越过河流是很危险的。假如非过河不可，尽可能找桥，从桥上通过；假如无桥，非涉水不可，不要选择最狭窄的地方通过。要找宽广的地方，河面宽的地方通常都是最浅的地方。在瀑布或岩石上行走时不可紧张，在未涉水前，先选好一个着脚点，用竹竿或木棍先试探前路，在起步前先扶稳竹竿，并要反水流方向前进。

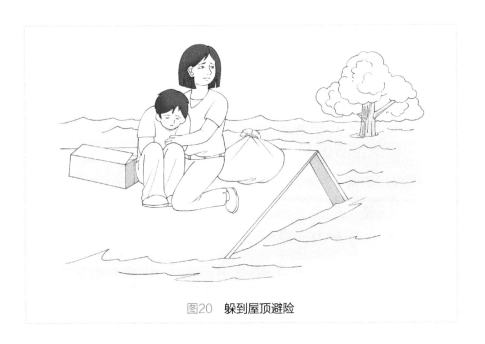

图20　躲到屋顶避险

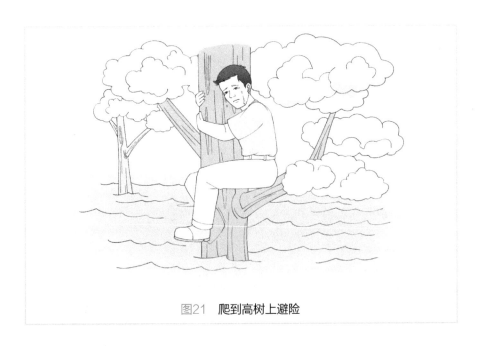

图21　爬到高树上避险

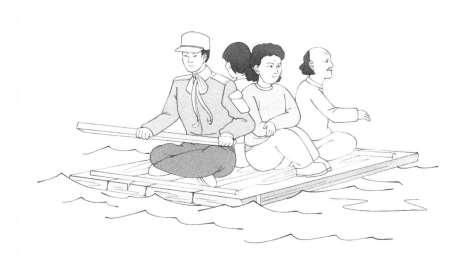

图22　乘木筏逃生

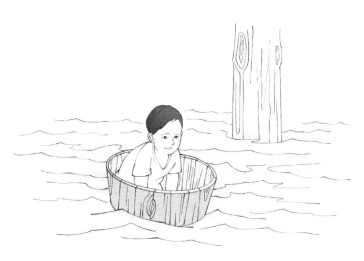

图23　婴幼儿乘大木盆逃生

第四节 泥石流、山体滑坡发生时的"避祸"方式

泥石流是指在山区沟谷中，由暴雨、冰雪融水等水源激发的、含有大量泥沙、石块的特殊洪流。其特征是具有突然暴发性，令人猝不及防。浑浊的流体沿着山沟奔涌而下，气势难挡，所向披靡，地面为之震动，山谷犹如雷鸣，在很短的时间内将大量泥沙石块冲出沟外，横冲直撞、肆意横行，常常危及人们的生命财产安全。

山体滑坡是指在河流冲刷、降雨、地震、人工切坡等因素影响下，岩石或土体失去原有的稳定性而整体或分散地顺斜坡向下滑动。

当泥石流发生时，必须遵循泥石流的规律采取应急措施，不能莽撞和随意行动。掌握科学的应对方法是必要的。泥石流与滑坡、崩塌不同之点就是沿沟"流动"。泥石流不仅能够流动，而且具有搬运能力和浮托能力。山体滑坡的特点是顺坡"滑动"。

遇到泥石流或山体滑坡灾害，采取脱险的办法有：

1.在山区居住或者在山区游玩，尽量结伴而行，避免单独行走山路，年幼的孩子最好有大人接送或者陪同。尽量避开从山脚、河边和陡坡、山崖下路过，以防山崩、滑坡、滚石、泥石流等危险。

2.沿山谷徒步行走时，一旦遭遇大雨无法绕行时，要先仔细观察，确认安全后再迅速行走。若听到山上有异常轰响声，要立即停步观察判断，并迅速离开险地，或者迅速跑到空旷处躲避。尽可能防止被埋压。发现泥石流或滑坡后，要马上向与泥石流或滑坡成垂直方向一边的山坡上面爬，爬得越高越好，跑得越快越好，绝对不能向泥石流或滑坡的流动方向走。要选择平整的高地作为营地，尽可能避开有滚石和大量堆积物的山坡下面。不要在山谷和河沟底部扎营。

3.雨季不要搬动路边或山坡上的松散风化石，不要到采矿区和采空区逗

留游玩。

4.当处于泥石流区时，应迅速向泥石流沟两侧跑，切记不能顺沟向上或向下跑动，这样可以尽可能快地逃离危险。来不及逃离时，可就近躲在结实的障碍物下面或者后面（如山洞、大树等），或者蹲在地沟、坎下避让，并要特别注意保护好头部。

5.得知泥石流爆发消息而处于非泥石流区时，应立即报告该泥石流沟下游可能波及或影响到的村、乡、镇、县或工矿企业单位，以便下游人员及早做好预防和准备工作。

6.有关部门应立即组织有政府、有关单位、专家及当地群众参加的抢险救灾行动，拟定并实施应急措施或计划。酌情限制车辆和行人通行，组织危险区群众迅速撤离。

7.密切注视该泥石流灾害可能引发的某种生命线工程，如水库、铁路、公路、发电厂、通信设施、电台、渠道等的次生灾害甚至第三次灾害，这些灾害造成的损失往往是巨大的。

第五节 火灾发生时的"避祸"方式

火灾是指在时间或空间上失去控制的燃烧所造成的灾害。在各种灾害中，火灾是最经常、最普遍的威胁公众安全和社会发展的主要灾害之一。人类能够对火进行利用和控制是文明进步的一个重要标志。火给人类带来文明进步、光明和温暖，但是，失去控制的火，就会给人类造成灾难。所以说，人类使用火的历史与同火灾做斗争的历史是相伴相生的，人们在用火的同时，应该不断总结火灾发生的规律，尽可能地减少火灾及其对人类造成的危害。对于火灾，在我国古代，人们就总结出"防为上，救次之，戒为下"的经验。随着社会的不断发展，在社会财富日益增多的同时，发生火灾的危险性也在增多，火灾的危害性也越来越大。实践证明，随着社会和经济的发展，消防工作的重要性越来越突出。"预防火灾和减少火灾的危害"是对消防立法意义的总体概括，包括了2层含义：一是做好预防火灾的各项工作，防止发生火灾；二是火灾绝对不发生是不可能的，而一旦发生火灾，就应当及时、有效地进行扑救，减少火灾造成的危害。预防火灾的主要措施就是：控制可燃物、隔绝助燃物、消除着火源。

一、发生火灾的原因

1. 自然原因：地震、爆炸、雷击、静电、自燃等。

2. 人为原因：①用火不慎：指人们思想麻痹大意，或者用火安全制度不健全、不落实，以及不良生活习惯等造成火灾的行为。②电气火灾：指违反电器安装使用安全规定，或者电线老化或超负荷用电造成的火灾。③违章操作：指违反安全操作规定等造成火灾的行为，如焊接等。④放火：指蓄意造成火灾的行为。⑤吸烟：指乱扔烟头或卧床吸烟引发火灾的行为。⑥玩火：指儿童、老年痴呆或智障者玩火柴、打火机而引发火灾的行为。

除了上面提到的这几种主要起火原因外，原因不明和其他原因造成的火灾所占比例也不少。并且从近几年的情况看，不明原因造成的火灾呈逐年增多的趋势。

二、火灾发生时的自我逃生

1. 如果突遇火灾，必须穿过烟雾逃生时，要用湿毛巾捂住口鼻，身体尽量贴近地面或在地面爬行，迅速向安全方向行进（图24）。

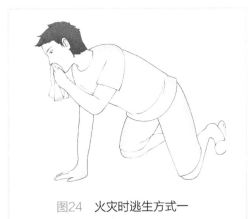

图24 火灾时逃生方式一

2. 如果衣服着火，不要乱跑，原地趴下，双手捂住脸，反复就地滚动，直到把火熄灭（图25）。

3. 如果被烟雾困在楼房里，千万不要惊慌，若住二、三楼层，可迅速将绳子或床单、窗帘、衣服等扎紧、结牢，制成简易的救生绳，紧紧拴在暖气管道或窗框上，沿自救绳索慢慢滑下（图26）。

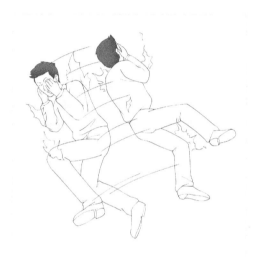

图25　火灾时逃生方式二

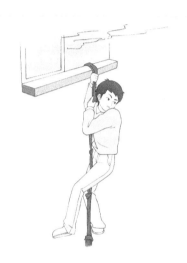

图26　火灾时逃生方式三

4. 如果居住的楼层比较高，要想尽方法延缓烟火侵入室内，并向外大声呼救、等待救援，千万不要贸然跳楼（图27）。

三、火灾现场的抢救

1. 一般烧伤的处理：火灾中一旦发生烧伤，特别是较大面积的烧伤，死亡率与致残率较高。

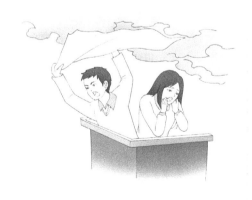

图27　火灾时逃生方式四

烧伤后急救的原则是迅速移除致伤源，终止烧伤，脱离现场，并及时给予适当的处理。热力烧伤一般包括热水、热液、蒸汽、火焰和热固体，以及辐射所造成的烧伤，此类烧伤在日常生活中发生最多，有效的措施为立即去除致伤因素，并给予降温。如热液烫伤，应立即脱去被浸渍的衣物，并尽快用凉水冲洗或浸泡，使伤部冷却，减轻疼痛和损伤程度。被火焰烧伤时，切忌奔跑、呼喊。衣服着火应就地滚动，或用棉被、毯子等覆盖着火部位。适宜水冲的，以水灭火；不适宜水冲的，用灭火器等灭火。

去除致伤因素后，用冷水冲洗，创面可减少渗出和水肿，减轻疼痛。冷疗需在伤后半小时内进行，否则无效。

2. 发生吸入性损伤时的现场处理：①热损伤：吸入的干热或湿热空气直接造成呼吸道黏膜、肺实质的损伤；②窒息：因缺氧或吸入窒息剂引起窒息是火灾中常见的死亡原因，由于在燃烧过程中，尤其是密闭环境中，大量的氧气被急剧消耗，而产生高浓度的二氧化碳，可使伤员窒息。另外，含碳物质不完全燃烧可产生一氧化碳，含氮物质不完全燃烧可产生氰化氢，两者均为强力窒息剂，人体吸入后可引起氧代谢障碍，导致窒息。

3. 化学损伤的处理：火灾烟雾中含有大量的粉尘颗粒和各种化学物质，这些有害物质可通过局部刺激或吸收引起呼吸道黏膜的直接损伤和广泛的全身中毒反应。

迅速使伤员脱离火灾现场，置于通风良好的地方，清除口鼻分泌物和碳粒，保持呼吸道通畅；有条件者给予导管吸氧，判断是否有窒息剂如一氧化碳、氰化氢中毒的可能性；及时送往医疗救护中心做进一步处理。途中要严密观察，防止因窒息而死亡。

第六节　矿难发生时的"避祸"方式

我国大陆的主要煤田经受了多期次、多方向、强度较大的改造，造成煤矿自然条件差，地质条件复杂，伴生的灾害较多。我国煤矿均为有瓦斯涌出的矿井，全国煤矿的年瓦斯涌出量在 100 亿立方米以上。国有重点煤矿中，高瓦斯和突出矿井占 49.8%，煤炭产量占 42%；有煤尘爆炸危险的矿井占 87.4%；煤层具有自然发火危险的矿井占 51.3%；地质条件复杂或极其复杂的煤矿占 36%，简单的占 23%；水文地质条件复杂或极其复杂的煤矿占 27%，简单的占 34%。在这种复杂的地质条件下，我国的煤矿尤其是瓦斯矿井容易发生灾害事故。对我国煤矿发生的大量灾害事故进行系统分析可以看出，顶板和瓦斯事故是我国煤矿的主要灾害事故类型，瓦斯事故已成为煤矿的"第一杀手"，顶板事故的发生频率最高。

一、瓦斯爆炸

瓦斯，又名沼气、天然气，化学名称叫甲烷，是一种无色、无臭、无味、易燃、易爆的气体。如果空气中瓦斯的浓度在 5.5%~16% 时，在有明火的情况下就能发生爆炸。瓦斯爆炸会产生高温、高压、冲击波，并放出有毒气体。

（一）瓦斯爆炸的现场救护

当听到或看到瓦斯爆炸时，应背对爆炸地点迅速卧倒，如眼前有水，应俯卧或侧卧于水中，并用湿毛巾捂住口鼻。距离爆炸中心较近的作业人员，在采取上述自救措施后，迅速撤离现场，防止二次爆炸的发生；还应立即切断通往事故地点的一切电源，马上恢复通风，设法扑灭各种明火和残留火，以防再次引起爆炸。所有生存人员在事故发生后，应统一、镇定地撤离危险区。遇到一氧化碳中毒者，应及时将其转移到通风良好的安全地区；如有心搏、呼吸停止者，立即在安全处进行人工心肺复苏，不要延误抢救时机。

（二）井下瓦斯爆炸的预防

要加强井下通风，采用各种通风措施，保证井下瓦斯不超过规定含量。严格落实检查制度，低瓦斯井下每班至少检查2次，高瓦斯矿井中每班至少检查3次，发现有害气体超过规定时，应及时采取封闭等必要措施。每个矿工应注意，在下井时，严禁携带烟蒂和点火物品，不要使用电炉和灯泡取暖。

二、顶板事故

煤矿的顶板（冒顶）事故又称为塌方事故，常见的顶板事故可分为以下2大类：①局部冒顶事故：局部顶板事故的特点，一是范围较小，每次伤亡人数不多（1~2人）；二是冒顶事故发生地点大多是在有人工作的部位。这类事故的原因是已破坏的顶板失去依托造成的。其触发原因一部分是采煤工作（包括破煤、装煤等）过程中，未能及时支护已露出的破碎顶板；另一部分是回柱操作过程中发生的局部冒落事故。②大面积切顶（垮面）事故：这类事故的特点是面积大，来势凶猛，后果严重，不仅严重影响生产，而且往往会导致重大人身伤亡。

（一）发生顶板事故时的处理措施

1.当采掘工作面发生顶板事故后，首先将人员撤离危险区域，并向调度室汇报，通知有关负责人。

2.发生顶板事故后，班长应立即清点人数，发现有人被埋、压、堵截时，要尽快查明冒顶区的范围和被埋、压、堵截的人数及位置，积极组织抢救。

3.发生顶板事故后，要及时切断冒顶区电缆、设备及有可能发生瓦斯超限的区域电源。

4.积极恢复冒顶区的正常通风，如一时不能恢复时，可利用水管、压风管等对被压、埋、堵截的人员输送新鲜空气，并派专人检查该处的氧气浓度和有害气体的浓度。

5. 在处理顶板事故时，应先由外向里加固冒顶周围的支护，消除进出口的堵塞物，尽快接近堵人部位进行抢救。必要时可以开掘通向遇险人员的专用巷道。

6. 遇有大块岩石威胁遇险人员时，可使用千斤顶等工具移动岩块，但尽量避免破坏冒顶岩石的堆积状态；清理矸石时要小心使用工具，以免伤害受伤的遇险人员。

7. 处理大面积顶板事故时，必须及时制订专门的安全技术措施。

（二）工作面顶板事故的预防措施

1. 严格支架的规格和质量，发现断梁折柱时必须及时进行修复。

2. 严禁空帮空顶。支架和顶帮之间的空隙必须塞紧、接顶和背实。

3. 严格按照《作业规程》规定布置巷道。

4. 煤巷开口时，必须打上双抬棚，对面打抗山棚，煤巷间预留煤柱必须在 6 米以上。

5. 打眼工作应在有支护的地点进行，严禁进入空顶区进行打眼（扒帮、放顶、打眼前必须先打好抗山棚和护身柱）。

6. 放顶、扒帮人员必须站在支架完整的地点，用长柄三角耙扒煤，禁止进入空顶区扒煤。

7. 所有巷道必须保证后路畅通。巷道应有专人进行修复，保证支架完整抗压。当后路进行修复时，修护点以内所有人员必须撤离工作面，等修复工作结束后，方可进入继续作业。

三、矿工在矿难发生时的自救方法（图 28）

1. 一旦发生事故，首先不要紧张，要冷静下来。

2. 确定自己所在的位置，迅速辨清方向，按照避灾路线以最快的速度撤离到新鲜风流方向。

3. 外撤时，随时注意巷道风流方向，要迎着新鲜风流的方向前行。

4. 如遇到巷道被破坏，发生顶板无法撤离，或一时搞不清避灾路线，应冷静下来，选择临时避灾洞室，在洞室耐心等待救援，不可乱闯。

5. 当发生瓦斯、煤尘爆炸时，应迅速背朝爆炸冲气波传来方向卧倒，脸部朝下，头放低。在有水沟的地方最好侧卧在水沟里面，脸朝水沟，侧面沟壁。迅速用湿布把嘴、鼻捂住，同时用最快速度戴上自救器，拉严身上衣物盖住露出的部分，以防爆炸高温的灼伤。决不可轻易取下自救器而吸入外界气体，以免遭受有害气体的毒害，要一直坚持到安全地点方可取下。

6. 听到爆炸瞬间，尽力屏住呼吸，防止吸入有毒高温气体灼伤内脏。

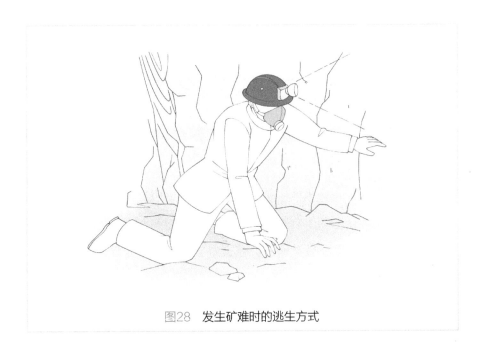

图28　发生矿难时的逃生方式

第四章　常见意外伤害

第一节　上呼吸道异物梗阻

上呼吸道异物梗阻是一种常见意外伤害。国际红十字会建议，发生此意外的患者，可以用以下姿势指示：一只手扶在颈部，另一只手扶着这个手的手腕（图29），其他人一看就理解这个人咽喉有异物阻塞，以便获得有效的抢救。

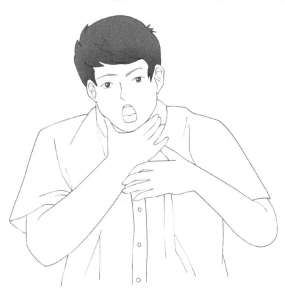

图29　上呼吸道异物梗阻征象

一、发病原因

1.饮食不慎：成年人大多发生在进餐时。进食急促、过快，尤其是在摄入大块的、咀嚼不全的食物时，若同时大笑或说话，很易使一些肉块、鱼团、菜梗等滑入呼吸道。

2.酗酒：大量饮酒时，由于血液中酒精浓度升高，使咽喉部肌肉松弛而吞咽失灵，食物团块极易滑入呼吸道。

3.个别老年人因咳嗽、吞咽功能差或不慎将假牙或牙托误送入呼吸道。

4.婴幼儿和儿童有嬉闹和口含异物的习惯，且因防御咳嗽力弱，反射功能差，一旦嘻笑或啼哭时，可因误吸气而将口腔中的物品吸入呼吸道。如异物不能咳出，则病情严重，预后也较差。

5.昏迷患者因舌根后坠，胃内容物和血液等反流入咽部，也可阻塞呼吸道入口处。

6.企图自杀或精神病患者，常常因故意将异物送入口腔而插进呼吸道。常见的呼吸道异物有糖果、话梅、花生米、药片、西瓜子以及纽扣等。

二、诊断依据

1.呼吸道部分阻塞：强烈的刺激性咳嗽，患者神志可保持清醒。咳嗽的间隙出现喘息，面色苍白、发绀。

2.呼吸道完全阻塞：患者不能说话（小儿不能哭出声），咳嗽，并用拇指和食指抓压颈部，很快会出现面色、口唇青紫，意识丧失，昏倒在地。严重者，危及生命。

3.昏迷患者在呼吸道被打开后，仍无法将空气吸入肺内。

三、现场急救

急救的措施应是现场使用简单易行、实用性强的、不借助医疗设备的手法立即将异物排出气道，在现场主要采用"腹部冲击法"。这种抢救方法，是由美国著名医学家亨利·海默立克教授（Henry J Heimlich）发明的，故称为Heimlich手法，又称海姆立克法。该法利用冲击腹部－膈肌软组织，产生向上的压力，压迫两肺下部，从而驱使肺部残留空气形成一股气流，将堵塞气管、喉部的食物团块等异物驱除。

（一）立位腹部冲击法

此法适用于意识清醒且周围有人的患者。取立位，抢救者站在患者背后，让患者弯腰，头部前倾。抢救者双手从背部插入，环绕患者腰部，紧抱患者，双手握拳，拇指对着患者上腹正中部（肚脐以上），一只手抓住另一只手腕，用力冲击，压迫腹部，连续6~10次，将异物排出。每次冲击应是有力的动作，注意施力方向，防止损伤胸部和腹内脏器（图30）。

（二）腹部加压法

若患者独处或者周围无人，患者本人尚有力气，可采用腹部加压法。将上腹部压在椅子背部上、桌子角、栏杆等，反复用力压迫冲击自己腹部（图31），异物亦有可能冲出咽喉部。

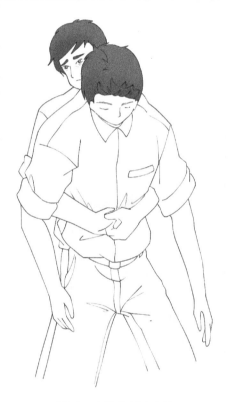

图30 立位腹部冲击法

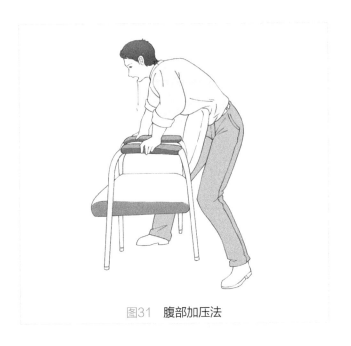

图31　腹部加压法

（三）卧位腹部冲击法

适用于意识不清的患者。此法也可用于抢救者身体矮小，不能环抱住清醒者的腰部时。将患者置于仰卧位，使其头后仰，开放气道。抢救者跪在其大腿旁，以一手的掌根平放在其腹部正中线肚脐的略上方，不能触及剑突。另一手直接放在第一只手背上，两手重叠，一起快速向内向上冲击伤病者的腹部。每冲击5次后，检查1次患者口腔内是否有异物。如有异物，立即清理出来；如无异物，继续反复进行。

（四）胸部冲击法

此法适用于意识清楚的孕妇、肥胖者。操作步骤：①抢救者站在患者后方，双臂由腋下抱胸；②一只手握拳，并将拇指侧置于患者胸骨中部，注意避开剑突肋骨缘；③另一只手抓住拳头，向后猛推（图32），直到把异物排出为止。

（五）背部拍击法

对于意识清楚的婴幼儿（1岁以内）。让患儿骑跨并俯卧于抢救者的前臂上，头低于躯干。抢救者一只手握住其下颌，固定其头部，并将前臂放在大腿上，然后用另一只手的掌部用力拍击患儿两肩胛骨之间的背部4~6次。患儿的呼吸道内压骤然升高，有助于异物松动及排出体外（图33）。

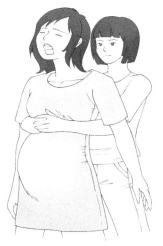

图32 胸部冲击法

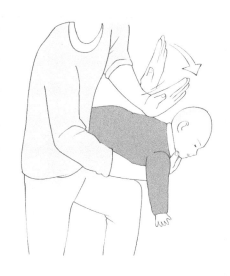

图33 背部拍击法

（六）胸部手指猛击法

患儿取仰卧位，抱持于抢救者手臂弯中，头略低于躯干，抢救者用食指和中指按压患儿两乳头连线中点下方的位置5次。必要时可与背部拍击法交替使用，直到异物排出。

对于意识不清的患儿，要先进行2次口对口鼻人工呼吸，若其胸廓上抬，说明呼吸道畅通；相反，则呼吸道阻塞。后者应注意开放气道，再施以人工呼吸。轮换拍击患儿背部和胸部，连续数次无效，可试用手指清除异物，如此反复进行。

四、预防措施

1. 将食物切成细块。

2. 充分咀嚼食物。

3. 口里含食物时，避免大笑、说话、行走或跑步。

4. 不允许儿童将小玩具、糖果等放入口中。

5. 醉酒后不要进食。

✤ 第二节　鼻腔异物

外来物通过前鼻孔、后鼻孔或外伤进入鼻腔称鼻腔异物，在临床上非常常见。进入鼻腔的异物种类很多，如石块、泥土、纽扣、玻璃珠、纸团、螺丝帽、药片、笔帽、纱布条、果壳、果核、花生、豆类和昆虫、小鱼等。

一、判断标准

1. 鼻内异物多发生于2~4岁小儿，他们往往因好奇而将异物放入鼻腔，欲想取出而不能，又怕家长训斥而长时间将其留在鼻腔。

2. 呕吐时食物常从后鼻道逆行而入鼻腔。

3. 打闹玩耍、外伤或手术遗留棉球、纱布条于鼻腔。

4. 小昆虫爬入。

异物无论通过哪种方式进入鼻腔，常出现堵塞、脓血分泌物，有异臭味、流涕、头痛、头晕、鼻前庭红肿等，甚至可出现鼻甲穿孔、坏死。更危险的是，异物经后鼻腔掉入喉、气管、支气管可造成肺部感染，阻塞气管引起窒息而死亡。

二、现场急救

急救原则是取出异物、防感染、对症治疗。

1.用手指塞紧没有异物的鼻孔，用力打喷嚏，异物可以被喷出来。

2.用吸管吸出异物。

3.目视清楚，进入异物时间不久的可以用镊子取出。

4.如时间较久，症状严重者速到医院抢治。

三、预防措施

1.教育和严管小孩不玩容易放入鼻腔的东西。

2.发现小孩有鼻腔症状时需速到医院就诊。

如遇外伤先止血、包扎，后送医院抢治。

第三节　猫、狗咬伤或抓伤

猫、狗都是家中很常见的宠物，人一旦被咬伤或抓伤，容易出现皮肤破损、组织撕裂、出血和感染等，甚至会引起狂犬病、破伤风、气性坏疽等特殊的感染。很多看起来很健康的猫、狗，也有小部分会有狂犬病毒，而人一旦感染狂犬病毒，致死率几乎为100%。所以，即便是轻度咬伤也应该及时看医生。

一、主要症状

如果被生病的猫、狗咬伤或抓伤，伤口部位会有麻、痒、痛、蚁走感等。

如果感染上狂犬病毒，早期症状主要是身体不适、低热、头疼、恶心等类似感冒的症状；晚期症状主要是恐惧不安，对声音、光线和风比较敏感，恐水等，患者可因为呼吸、循环衰竭死亡。

二、处理原则

1.清洗：首先用肥皂水等弱碱性清洗剂和流动清水交替清洗伤口15分钟；再用无菌纱布将伤口周围的残留液吸干净，最后用生理盐水将伤口周围的碱性清洗剂冲洗干净。

2.挤压：用双手挤压伤口周围的皮肤，尽量将被感染的血液挤压出来。需要注意的是，千万不能用嘴吸伤口处的血液。

3.消毒：用具有灭活病毒能力的医用制剂涂抹在伤口周围，将伤口周围残存的病毒清洗干净。

4.注射疫苗：用纱布压紧伤口，到医院注射破伤风抗毒素和狂犬疫苗。

第四节　毒蛇咬伤

一、毒蛇的种类和分布

全世界共有蛇类2500种，其中毒蛇有650余种。估计每年被毒蛇咬伤的人数在30万以上，死亡率约为10%。我国的毒蛇约有50种，有剧毒、危害巨大的有10种，如大眼镜蛇、金环蛇、五步蛇、银环蛇、蝰蛇、蝮蛇、竹叶青、烙铁头、海蛇等，咬伤后能致人死亡。这些毒蛇主要分布在长江以南的多个省区，一般以垂直分布来划分，以沿海到海拔1000米左右的平原丘陵和低山区较多，1000米以上较少，4000米以上没有分布。当人在割草、砍柴、采野果、拔菜、散步、军训时易被毒蛇咬伤。毒蛇的头多呈三角形，颈部较细，尾部短粗，色斑较鲜艳，咬人时嘴张得很大，牙齿较长。毒蛇咬伤部常留2排深而粗的牙痕。有毒蛇和无毒蛇咬伤鉴别如图34所示。按毒蛇毒素对人体的作用程度，可归纳为3类：

1.神经毒：先使伤处发麻，并向近心侧蔓延，甚而引起头晕、视力模糊、眼睑下垂、语言不清、肢体软瘫、吞咽和呼吸困难等，最后可导致呼吸循环衰竭。

2. 血循毒：可使伤处肿痛，并向近心侧蔓延，邻近淋巴结也有肿痛。并引起恶寒发热、心率和心律失常、烦躁不安或谵妄，还有皮肤紫斑、血尿和尿少、黄染等，最后可导致心、肾、脑等器官的衰竭。

3. 混合毒：兼有神经毒和血循毒的作用。如为眼镜蛇和蝮蛇的混合毒，对神经和血液循环的作用各有偏重。

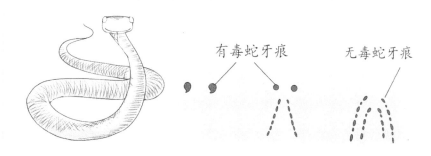

图34　毒蛇和无毒蛇牙痕

二、现场急救

1. 在现场立即用条带绑紧咬伤处近侧肢体，如足部咬伤者在踝部和小腿绑扎2道，松紧以阻止静脉血和淋巴回流为度。将伤处浸入凉水中，逆行推挤使部分毒液排出。在运送途中，仍用凉水湿敷伤口。绑扎应每1小时松开5分钟（以免肢端淤血时间过长）。

2. 到达医疗单位后，用0.05%的高锰酸钾液或3%的过氧化氢冲洗伤口；拔出残留的毒蛇牙；伤口较深者切开真皮层少许，或在肿胀处以三棱针平刺皮肤层，接着用拔罐法或吸乳器抽吸，促使部分毒液排出；胰蛋白酶有直接解蛇毒作用，可取2000~6000单元加于0.05%的普鲁卡因或注射用水10~20毫升，封闭伤口外周或近侧。需要时隔12~24小时可重复。

3.蛇药是治疗毒蛇咬伤有效的中成药，有南通蛇药、上海蛇药、广州蛇药等；可以口服或敷贴局部，有的还有注射剂，详细用法可见说明书。此外还有一部分新鲜草药也对毒蛇咬伤有疗效，如七叶一枝花、八角莲、半边莲、田薯黄、白花蛇舌草等。

4.抗蛇毒血清有单价和多价2种，单价抗毒血清对已知的蛇类咬伤有较好的效果。患者用前须做过敏试验，结果阳性应用脱敏注射法。

5.防治合并感染可用抗菌药。

6.对各种器官功能不全或休克患者，必须采取相应的治疗措施。

第五节　蜂蜇伤

外出游玩时被蜂蜇伤，若处理不及时，有时会导致严重的后果。假如蜂毒进入血管，会发生过敏性休克，甚至死亡。

一、现场急救

1.如果有人误惹了蜂群而招致攻击，唯一的办法是用衣物保护好自己的头颈。

2.被蜂蜇伤后，其毒针会留在皮肤内，必须用消毒针将叮在肉内的断刺剔出，然后用力掐住被蜇伤的部分，用嘴反复吸吮，以吸出毒素。如果身边暂时没有药物，可用肥皂水冲洗患处，然后用食醋、柠檬、苏打水甚至尿液涂抹蜇伤处，中和毒性。

3.可用冷水浸透毛巾敷在患处，减轻肿痛。

4.万一患者发生休克，在通知急救中心或去医院的途中，要注意保持其呼吸道畅通。

二、注意事项

1. 在草丛和灌木丛中发现蜂巢时应绕行，最好穿戴浅色光滑的衣物。

2. 被蜂蜇伤 20 分钟后无症状者，可放心回家。

3. 如果有人误惹了蜂群而招致攻击，可反向逃跑或原地趴下。千万不要试图反击。

第六节　烧伤

烧伤是日常生活中非常常见的一种创伤，尤其是夏天，人们往往衣着单薄，稍微不注意，就容易出现被热水、热油、热粥烫伤的情况。而人们面对烧伤，往往惊慌失措，容易出现对伤情处置不及时或处置不当的情况。

其实，烧伤造成的伤害 80% 以上都是余热造成的，所以学会及时、正确地处理烧伤非常重要。

1. 对于轻度烧伤患者，建议用自来水等流动的凉水持续冲洗 20~30 分钟，以感觉不到疼痛为止。

2. 对于重度烧伤患者，建议按以下步骤进行处理：

（1）尽快用自来水等凉水冲洗伤口 20 分钟。

（2）用干净的布盖住伤口。

（3）尽快去医院就诊。

（4）不要用冰块冷敷伤口，也不要自行撕下烫伤的皮肤涂药；与伤口粘连的衣物不能直接撕下来，而应该沿着伤口周围将衣物剪开。

第七节　电击伤

电击伤俗称触电，是超过一定极量的电流通过人体所产生的组织损伤或功能障碍。身体某部位直接接触电流或被雷电击中，电流通过中枢神经和心脏时，可引起呼吸抑制、心室纤维颤动或心搏骤停，造成死亡或假死。高电压还可引起电热灼伤。闪电损伤（雷击）属于高电压损伤范围。电击损伤程度取决于电流的性质、强度、频率、电压高低、触电部位的电阻、接触时间的长短、电流在人体内的经路，触电时人体功能状态等。

一、判断标准

（一）电击伤

电击伤主要表现为局部的电灼伤和全身的电休克，导致呼吸麻痹和心跳停止。分为轻型、重型和危重型3型。

1. 轻型：患者表现惊慌，四肢软弱，头晕，心动过速，皮肤及脸色苍白，表情呆滞，呼吸急促等。皮肤灼伤处疼痛，或可发现期前收缩。

2. 重型：患者神志不清，呼吸不规则，增快变浅，心率加快，心律不齐，或伴有抽搐、休克。有些患者可转入假死状态：心搏、呼吸极其微弱或暂停，心电图可呈心室颤动。

3. 危重型：多见于高电压电击伤，或低压电通电时间较长。患者昏迷，呼吸心搏停止，瞳孔散大。

电击时因肌肉剧烈收缩和机械暴力，可致关节脱位和骨折。

（二）电热灼伤

电热灼伤主要为电接触烧伤。常有入口和出口2个以上灼伤面，皮肤入口灼伤比出口处严重。腹部电热灼伤可导致胆囊坏死、肠穿孔、胰腺炎、肠麻痹、肝脏损害、肾损伤、急性肾衰竭等。

（三）闪电损伤

当人被闪电击中，心搏和呼吸常立即停止。皮肤血管收缩呈网状图案，为闪电损伤特征。其他临床表现与电击伤相似。

二、现场急救

现场抢救人员在实施急救措施的同时呼叫"120"。

1. 脱离电源。

（1）切断电源：立即切断总电源。开关在附近的，即关闭电源开关（图35）。

（2）挑开电线：用绝缘物分离患者与电源。用干燥木棒、竹竿等将电线从患者身上挑开，并将此电线固定好（图36）。

（3）斩断电路：在现场用干燥木柄铁锹、斧头将电线斩断。

（4）"拉开"触电者：患者如不幸全身趴在铁壳机器上触电时，抢救者应在自己脚下垫一块干燥木板或塑料板，用布条、绳子或用衣服绕成绳条，套住患者脖子将患者拉开，使其脱离电源。

2. 心肺脑复苏：心搏呼吸停止者，给予标准心肺复苏。

3. 室颤的治疗。

（1）电击除颤：有条件的在公共场所及生产现场配备 AED（其设定能量为 200 焦耳）。一次 200 焦耳就可以解除室颤，除颤后立即进行心肺复苏。

（2）胸前叩击区：在胸骨中下 1/3 交界处叩击。

（3）药物除颤：使用肾上腺素、胺碘酮、利多卡因等。

4. 其他抢救措施。

（1）血压下降时可用升压药。

（2）积极纠正水、电解质和酸碱失衡。

（3）全身应用抗生素，预防感染和支持疗法。

（4）局部电灼伤处理、包扎。

（5）严密观察病情变化，电击伤患者不管症状轻重均需送医院留观 24 小时。

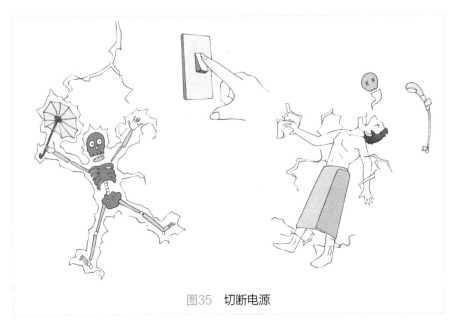

图35　切断电源

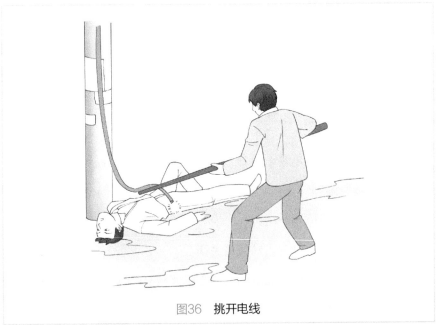

图36　挑开电线

第八节 溺水

溺水是指人被淹没于水中，水和水中的污泥、杂草堵塞呼吸或反射性喉、支气管痉挛引起通气障碍；吸入的水充满呼吸道和肺泡引起窒息；吸收到血液循环的水引起血液渗透压改变、电解质紊乱和组织损害，最后造成呼吸停止和心脏停搏而死亡。

一、判断标准

1. 轻度：吸入或吞入少量水，神志清楚，血压增高，心率增快。

2. 中度：溺水达 1~2 分钟，呼吸道有大量水和呕吐物而发生窒息，有的溺水者会发生反射性喉痉挛，神志模糊，呼吸不整或表浅，血压下降，心率减慢，反射减弱。

3. 重度：溺水达 3~4 分钟以上，由于窒息，患者昏迷、皮肤黏膜苍白和发绀，口、鼻充满血性泡沫或淤泥、呕吐物、杂草，腹部常隆起伴胃扩张。四肢厥冷、血压低、心音减弱、心律不齐，可因缺氧及酸中毒而诱发心室纤颤，可有躁动、抽搐、呼吸微弱或呼吸和心搏停止。

二、现场急救

现场抢救人员在实施急救措施的同时可呼叫"120"。

1. 自救：不熟悉水性但误入水者，可进行自救。落水后不要心慌意乱，应保持头脑清醒。方法是采取仰面位，头顶向后，口向上方，则口鼻可露出水面，此时就能进行呼吸。呼气宜浅，吸气宜深，能使身体浮于水面，以待他人抢救。不可将手上举或挣扎，举手反而易使人下沉。

2. 互救：抢救者应镇静，尽可能脱去衣裤，尤其要脱去鞋靴，迅速游到淹溺者附近。对筋疲力尽的淹溺者，抢救者可从其头部接近；对神志清醒的淹溺者，抢救者应从其背后接近，用一只手从背后抱住淹溺者的头颈，另一只手抓住淹溺者的手臂游向岸边（图37）。

如抢救者游泳技术不熟练，最好携带救生圈、木板或用小船进行救护，或投下绳索、竹竿等，使淹溺者握住再拖带上岸。

救援时要注意，防止被淹溺者紧抱缠身而双双发生危险。如被抱住，应放手自沉，使淹溺者手松开，再进行救护。

3.心肺复苏：①溺水者被救上岸后，清除其口鼻淤泥、杂草、呕吐物等，将舌拉出，保持呼吸道通畅。②呼吸心搏停止者立即给予心肺复苏。清理呼吸道后，可用口对口人工呼吸。③心肺复苏的同时迅速送往医院，在运送途中继续抢救。

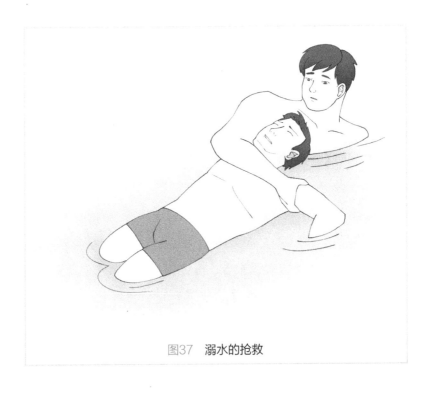

图37　溺水的抢救

第五章　常见急症

第一节　脑卒中

脑卒中俗称中风，又称"脑血管意外"，是由于脑的血管（动脉、静脉）发生病变（如闭塞、破裂、畸形），造成脑循环异常而导致的脑组织损害和脑功能障碍，临床常出现肢体瘫痪、感觉减退、语言障碍、进食呛咳，甚至痴呆、意识障碍等。依据发病可分为急性或慢性脑血管病。平时说的脑卒中主要是指急性脑血管病。脑卒中具有发病急、来势凶的特点。发生时极易引起脑血液循环障碍，引发中枢神经系统的功能损害，虽经积极抢救治疗，致残及病死率仍很高，严重危害人们的健康和生存质量。

通常，我们将脑卒中分为缺血性卒中和出血性卒中。缺血性脑卒中占脑卒中患者总数的 60%~70%，主要包括脑血栓形成和脑栓塞。前者由于动脉狭窄，管腔内逐渐形成血栓而最终阻塞动脉所致，后者则是由于血栓脱落或其他栓子进入血流中阻塞脑动脉所引起。如某些心脏病患者心腔内的栓子脱落便可引起脑栓塞。无论是脑血栓形成还是脑栓塞统称为脑梗死。另外，有一小部分缺血性脑卒中的患者是由于大脑小动脉逐渐狭窄而最终闭塞所致，管腔内既无血栓亦无栓子，这种情况也叫脑梗死。此外，还有一些患者脑血管没有真正堵塞，只是暂性缺血，也可以造成一过性脑损害的症状，称之为短暂性脑缺血发作，俗称"小卒中"或"小中风"。

出血性脑卒中占脑卒中病例的 30%~40%，根据出血部位的不同又分为脑出血和蛛网膜下腔出血。脑出血俗称"脑溢血"，是由于脑内动脉破裂，血液溢出到脑组织内；蛛网膜下腔出血则是脑表面或脑底部的血管破裂，血液直接进入容有脑脊液的蛛网膜下腔和脑池中。不同类型脑卒中的鉴别可见表2。

表2　脑卒中的鉴别

疾病名称 / 疾病表现	蛛网膜下腔出血	脑出血	脑缺血（脑梗）
一过性脑缺血发作	没有	偶见	常见
发病速度	1~2分钟，突发	65%活动时间发病	休息时间发病，慢
发病年龄	中青年	40~60岁	65岁以上
头痛	短暂、剧烈	60%存在严重头痛	很轻微或没有
呕吐	常有	常有	很少见
高血压	不常有	95%存在	很少
神志不清	一过性神志不清	大多昏迷	少见，常清醒
颈项发硬	常有	常有	没有
神经麻痹	很少	95%存在	常见

一、现场急救

1. 在浴室、洗手间、喧闹的场所等处昏倒，在患者头部保持不动的情况下将其转移到安静处。

2. 患者平卧，在双肩胛下面垫枕头或折叠毛巾，头后仰，保持气道通畅。

3. 脑出血患者取头高下肢低的体位，脑缺血患者取头低脚高的体位。

4. 防止呕吐物吸入肺而引起窒息。可将患者脸转向一侧，取出口中呕吐物，解开其领口及领带。

5. 尽快将患者送往医院。

6. 搬动患者时应注意避免头部震荡。

二、预防措施

1. 生活有规律，注意休息。

2. 注意气候温差的剧变。

3. 放松紧张情绪，保持乐观心态。

4. 保持大便通畅，耐心排便。

5. 调节饮食，控制体重。

6. 戒烟酒。

7. 坚持服药，学会识别中风的先兆，按时复诊。如有突然头晕头痛，肢体麻木，手指不灵活，偏瘫，一过性黑蒙，哈欠连续不断等脑卒中预兆时立即去医院就诊，能明显降低脑卒中的复发率。

第二节　心脏病

当冠状动脉受阻，无法向心脏提供足够的血液和氧气时，人体就会因心肌梗死而导致心脏病发作。供血不足会伤害心肌。心脏病发作通常会导致长达 15 分钟的胸痛。许多心脏病发作的患者会在几小时、几天，甚至几个星期前就呈现出某些预兆，比如因用力而反复出现的胸痛——这种胸痛可通过休息得到减缓。

一些心脏病患者可能会出现以下症状：

1. 胸的中心部位会出现不适的压迫感、发胀感或挤榨感，疼痛可能会延续几分钟并反反复复地出现，它一般是因用力而促发，可通过适当的休息得到减缓。上腹部出现长时间的疼痛。胸部的疼痛和不适感会慢慢辐射到肩部、颈部、腭、牙齿、单侧或者双侧上肢上。

2. 呼吸短促。

3.身感轻飘不稳，眼花目眩，衰弱昏晕。

4.发汗。

5.恶心。

一、现场急救

1.拨打"120"急救电话。

2.解开衣领、皮带、纽扣等。放宽患者的衣服裤子后，要注意保暖。

3.保持患者处于呼吸畅快和舒适的体位，保持环境的绝对安静，舌下含服硝酸甘油。

4.有条件的立即给患者吸氧。

5.对于呼吸心搏停止的患者，立即进行心肺复苏，边抢救边送医院。

二、预防策略

心绞痛患者应随身携带硝酸甘油、硝苯地平等，一旦发作应立即将药片放在舌下含服。

✚ 第三节 鼻出血

鼻出血常由全身或局部病变或外伤引起，也可因气候变化、鼻炎、高血压或因月经期间代偿性出血引起，还可见于某些疾病或用指抠鼻的不良习惯引起鼻。如鼻的外伤、炎症，挖鼻，鼻中隔偏曲，鼻咽癌，高血压，肝硬化，维生素K、C缺乏等。

鼻腔前部出血占鼻出血的80%~90%，从鼻前孔流出，用鼻前部压迫法可以止血。

鼻腔后部出血占鼻出血的10%，出血流入咽喉部，可采用鼻根部冷敷。

不容易止血时，尽快去看医生。

鼻出血的具体治疗方法：

1.鼻出血时，患者保持坐位，上身前倾，让血液从鼻前孔流出，避免流入咽喉。

2.用拇指和食指紧捏鼻根部和两侧鼻翼，压迫止血，持续5~10分钟，期间采用张口呼吸。不要仰头止血，因为仰头会使血液流入咽喉部引起呛咳，堵塞气道，易引起窒息；也可能咽进胃里，引发恶心、呕吐。

3.可以用冰袋冷敷鼻根和前额部来止血，避免平躺，不必拍打头部。

4.对于出血严重者，可用纱布、脱脂棉或普通棉花在清水或1%麻黄素液中浸湿，用镊子（禁用筷子）将其轻轻填入鼻腔，以便压迫出血点。持续3~5小时可止血。

❀ 第四节　中暑

中暑是由高温环境引起的体温调节中枢功能紊乱、汗腺功能衰竭和（或）水、电解质失衡及神经系统功能损害引起的疾病。依病情轻重分为先兆中暑、轻症中暑、重症中暑，重症中暑依发病机制和临床表现分为热射病、热痉挛、热衰竭3型。

人体适宜的外界环境温度是20~25℃，相对湿度为40%~60%。在正常室温下，人体分别依靠辐射（60%）、蒸发（25%）、对流（12%）、传导（3%）的方式散热。人体由于种种原因产热大于散热或散热受阻，则体内有过量热蓄积，大量出汗使水和盐丢失过多，引起器官功能紊乱和组织损害。在高温（室温>35℃）或在强热辐射下从事长时间劳动，如无足够防暑降温措施，可发生中暑；在气温不太高而湿度较高和通风不良的环境下从事重体力劳动也可中暑。

一、判断标准

1. 先兆中暑:患者在高温环境中劳动一定时间后，出现头昏、头痛、口渴、多汗、全身疲乏、心慌、注意力不集中、动作不协调等症状,体温正常或略增高。

2. 轻症中暑：除有先兆中暑症状外，出现面色潮红、大量出汗、脉搏加速等表现，体温升高至 38.5℃ 以上。

3. 重症中暑：包括热射病、热痉挛、热衰竭 3 种类型：①热痉挛：是由于失水、失盐引起肌肉痉挛。常发生在高温强体力劳动后，患者在大量出汗后只饮水而未补充食盐，突然出现阵发性四肢肌肉、腹壁肌肉，甚至肠平滑肌痉挛和疼痛。②热衰竭：主要因周围循环血量不足，引起虚脱或短暂晕厥。常发生于未适应高温作业的新工人和体弱者。常无高热，患者先有头痛、头晕、恶心，再有口渴、胸闷、面色苍白、冷汗淋漓、脉搏细弱、血压偏低。可有晕厥、抽搐。③热射病：典型表现为高热、无汗、昏迷。严重者可出现休克、心律失常、心力衰竭、肺水肿、脑水肿、肝肾衰竭等。

二、现场急救

1. 先兆与轻症中暑：①立即将患者转移至阴凉通风处、电扇下或空调室，以增加辐射散热；②给予清凉含盐饮料（如淡盐水或茶水）；③可选服藿香正气水、人丹、十滴水、开胸顺气丸等；④用风油精涂擦太阳穴、合谷等穴；⑤体温高者给予冷敷或酒精擦浴；⑥必要时可静脉滴注 5% 的葡萄糖盐水1000 毫升。

2. 重症中暑：重症中暑患者病情危重，尤其是热射病预后严重，死亡率可达 30%。可在现场采取 3 种急救措施：①物理降温：将患者浸浴在10~16℃ 的冷水中，并按摩其四肢皮肤，加速血液循环，促进散热（循环衰竭者不宜应用）；每隔 15 分钟测 1 次肛温，待肛温降至 38.5℃ 时停止降温，将其移至空调室观察。将年老体弱及心血管病患者移至空调室进行酒精擦浴或于头、两腋、两大腿根部放置冰袋。②求救"120"，以获得对症及支持治疗。③及时用空调车转运至医院做进一步抢救。

第五节 晕船、晕车、晕机

人体能判断方向和维持自身平衡，主要由皮肤浅感受器、眼睛、颈和躯体的深部感受器及内耳等共同负责，其中以内耳最为重要。内耳的半规管以及椭圆囊和球囊主要有平衡功能。半规管有3个，互相垂直，构成空间的3个面。它们接受外界的平衡刺激，通过前庭神经，传到大脑皮层的平衡中枢，来调节、管理平衡反应。

由于交通工具的颠簸、不良气味、情绪紧张等因素，特别是头部位置及身体在空间移动时各种加速度的变化刺激人体的平衡器官，如内耳半规管、椭圆囊和球囊，均会导致晕船、晕车和晕机。

一、判断标准

晕船、晕车、晕机是指在乘坐交通工具时，表现为恶心、唾液分泌增加、头痛、头晕，随之开始呕吐，呕吐呈喷射状，严重的甚至吐出胆汁或血。患者脸色苍白，出冷汗，脉搏加快，血压降低，体温下降，严重者可昏倒，这些综合征是对运动状态不习惯的反应。此外，身体健康状况不良、患有急慢性疾病、过度疲劳、睡眠不足、暴饮暴食、空腹等因素都可诱发和促使发病。

二、防治方法

1. 常晕车者在乘车前可服茶苯海明，成人每次25毫克，小儿酌减，以防晕车反应。

2.乘车前不宜过饱或过饥。

3.乘车前不宜过劳，前夜睡眠要好。

4.可坐汽车的前部，以减轻颠簸。打开车窗使通气良好，并将头稍后仰靠在固定位置上，闭目，以减轻头部震动和眼睛视物飞逝而引起头晕加重。

5.呕吐时可服吗丁啉或甲氧氯普胺等。精神紧张时可服镇静药，如安定等。

6.平时应加强锻炼，增强体质，尤其要在抗头晕上下功夫，如多做转头、原地旋转、翻滚等运动，通过这些运动使晕车症状得到缓解。

第六章　常见中毒

第一节　食物中毒

食物中毒是由于进食被细菌及其毒素污染的食物，或摄食含有毒素的动植物（如毒蘑菇、河豚等）引起的急性中毒性疾病。变质食品、污染水源是主要传染源，不洁手、餐具和带菌苍蝇是主要传播途径。

一、食物中毒的分类

食物中毒的原因很多，主要可以分为以下几类：

1. 细菌性食物中毒：是指人们摄入含有细菌或细菌毒素的食品而引起的食物中毒。在各类食物中毒中，细菌性食物中毒最常见，占食物中毒总数的50%左右，而动物性食品是引起细菌性食物中毒的主要食品，其中肉类及熟肉制品居首位，其次有变质禽肉、病死畜肉以及鱼、奶、剩饭等。食物被细菌污染主要有以下几个原因：①禽畜在宰杀前就是病禽、病畜；②刀具、砧板及用具不洁，生熟交叉感染；③卫生状况差，蚊蝇滋生；④贮存方式不当或在较高温度下存放时间较长；⑤食品从业人员带菌污染食物；⑥进食前未充分加热，未充分煮熟。

2. 真菌性食物中毒：真菌在谷物或其他食品中生长繁殖产生有毒的代谢产物，人和动物食入这种毒性物质发生的中毒，称为真菌性食物中毒。一般的烹调方法不能破坏食品中的真菌毒素。真菌生长繁殖及产生毒素需要一定的温度和湿度，因此中毒往往有比较明显的季节性和地区性。

3.动物性食物中毒：食入动物性有毒食品引起的食物中毒即为动物性食物中毒。动物性有毒食品主要有2种：①将天然含有有毒成分的动物或动物的某一部分当作食品，误食引起中毒反应；②在一定条件下产生了大量的有毒成分的可食性动物食品。近年来，我国发生的动物性食物中毒主要是河豚中毒，其次是鱼胆中毒。

4.植物性食物中毒：①将天然含有有毒成分的植物或其加工制品当作食品，如桐油、大麻油等引起的食物中毒；②在食品的加工过程中，将未能破坏或未能除去有毒成分的植物当作食品食用，如木薯、苦杏仁等；③在一定条件下，不当食用大量有毒成分的植物性食品，如食用鲜黄花菜、发芽马铃薯、未腌制好的咸菜或未烧熟的扁豆等造成中毒。最常见的植物性食物中毒为菜豆中毒、毒蘑菇中毒、木薯中毒；可引起死亡的有毒蘑菇、马铃薯、曼陀罗、银杏、苦杏仁、桐油等。植物性中毒多数没有特效疗法，对一些能引起死亡的严重中毒，尽早排出毒物对中毒者的预后非常重要。

5.化学性食物中毒：①误食被有毒害的化学物质污染的食品；②因添加非食品级的或伪造的或禁止使用的食品添加剂、营养强化剂的食品，以及超量使用食品添加剂而导致的食物中毒；③因贮藏等原因，造成营养素发生化学变化的食品，如油脂酸败造成中毒。食入化学性中毒食品引起的食物中毒即为化学性食物中毒。化学性食物中毒的发病特点是：发病与进食时间、食用量有关。一般在进食后不久发病，常有群体性，患者有相同的临床表现。剩余食品、呕吐物、血和尿等样品中可测出有关化学毒物。在处理化学性食物中毒时应突出一个"快"字，及时处理不但对挽救患者生命十分重要，同时对控制事态发展，特别是群体中毒和一时尚未明了的化学毒物更为重要。

二、食物中毒的判断标准

虽然食物中毒的原因不同，症状各异，但一般都具有如下流行病学和临床特征：

1.潜伏期短，一般由几分钟到几小时不等。食入"有毒食物"者几乎会在进食后短时间内同时发病，且呈爆发流行。

2.患者临床表现相似，且多以急性胃肠道症状为主。大多有恶心、呕吐、腹痛、腹泻、头晕、无力等症状，体温正常或升高，上腹部或脐周轻压痛，肠鸣音亢进，可因进食有毒食物的多少以及中毒者的体质强弱，而出现轻重不同的症状。

3.发病与食入某种食物有关。患者在近期同一时间内食用过同一种"有毒食物"，发病范围与食物分布呈一致性，不食者不发病，停止食用该种食物后很快不再有新病例。

4.一般人与人之间不传染。

5.有明显的季节性。夏秋季多发生细菌性和有毒动植物食物中毒，冬春季多发生肉毒中毒和亚硝酸盐中毒等。

三、食物中毒现场的急救措施

1.进食后3~4小时出现症状，可大量喝温开水和盐水，用手指或压舌板、筷子刺激咽后壁或舌根诱发呕吐、催吐。

2.安静躺下休息，保暖，能进食者，可以吃易消化的稀饭等。症状不见好转立即送医院，并报防疫部门，不能忽视。

3.进食后10小时出现症状，催吐无效要尽快看医生。

4.看医生时，应将呕吐物和大便的性状向医生报告，剩余食物要送化验检查。

5.大便后要用多张卫生纸叠起来使用，以免污染双手、便池、房门等再传染给他人。患者进卫生间后，外面的人要经常呼叫，患者不答应时，即立应进入查看，以免其发生休克、昏迷。

四、预防措施

1. 不吃变质的、腐烂的食品。

2. 不吃被有害化学物质或放射性物质污染的食品。

3. 不生吃海鲜、河鲜、肉类等。

4. 生、熟食品应分开放置。

5. 切过生食的菜刀、菜板不能用来切熟食。

6. 不食用病死的禽畜肉。

7. 不吃毒蘑菇、河豚、生的四季豆、发芽的土豆、霉变的甘蔗等。

五、医院治疗原则

安静进食，静脉输液，使用抗生素药物。肉毒杆菌中毒者应使用抗毒血清。

六、毒蘑菇中毒

由于某些毒蘑菇的外观与无毒蘑菇相似，常因误食而引起中毒。毒蘑菇在我国有100多种，对人生命有威胁的有20多种，其中含有剧毒可致死的不到10种。其症状因毒蘑菇所含成分及毒性作用而异。

（一）判断标准

具有以下情况可判断为毒蘑菇中毒：

1. 病史：有食用毒蘑菇史，同食者相继发病。

2. 症状和体征：①神经精神型：头晕、精神错乱、昏睡，严重者多有幻觉、谵妄表现。②溶血型：血红蛋白尿、黄疸、贫血等，甚至出现无尿或少尿等肾衰表现。③肝脏损害型：可引起肝细胞坏死，表现为黄疸、转氨酶升高、肝肿大、出血倾向，甚至出现意识障碍、肝昏迷。此型病情凶险，死亡率高。

（二）急救与治疗

1. 催吐加快毒物排出，尽快送到医院，并尽快给予洗胃、导泻。洗胃后成人口服活性炭 50~100 克，用水调服。24 小时后去医院就诊者，应予以高位灌肠。可使用 1% 的温肥皂水连续多次灌肠。

2. 重症患者可转到有条件的医院进行血液灌流（HP）和血液透析（HD）去除毒蘑菇的毒素。

3. 应用毒蘑菇解毒药物：①对抗毒蘑菇碱样作用，选用阿托品为主。阿托品尚可用于缓解腹痛、吐泻等胃肠道症状。对于中毒性心肌炎而致房室传导阻滞亦有作用。②毒伞、白毒伞等毒蘑菇中毒用阿托品治疗无效，可选用二巯基丁二钠或二巯基丙磺酸钠治疗。

（三）预防措施

加强宣传，避免误食。

1. 切勿采摘自己不认识的蘑菇食用，毫无识别毒蘑菇经验者千万不要自采蘑菇。

2. 有毒野生菇(菌)类常具备以下特征：①色泽鲜艳度高；②伞形等菇（菌）表面呈鱼鳞状；③菇柄上有环状突起物；④菇柄底部有不规则突起物；⑤野生菇（菌）采下或受损，其受损部流出稠浓分泌物，一般呈赤褐色，撕断后在空气中易变色。

七、河豚中毒

常见的河豚品种有星点东方河豚、豹纹东方豚、虫纹东方豚等，分布于我国沿海各地及长江下游一带，味道鲜美但含有剧毒。它所含的有毒成分为河豚毒及河豚酸 2 种，主要存在于河豚的卵巢、肝、肠、脑等组织和血液中。河豚的毒素毒性稳定，经盐腌、日晒和烧煮均不能被破坏。有人认为，其毒性比剧毒的氰化钾还要大 1000 多倍。春夏季是河豚鱼的生殖产卵季节，毒性最强。

河豚含有剧毒的河豚毒素，潜伏期短、发病迅速，极易导致神经麻痹，重者因心跳、呼吸停止而死亡。目前尚无特效解毒药物，中毒死亡率较高。

（一）判断标准

1. 有进食河豚病史，发病急剧。一般可在食后 0.5~3 小时内迅速发病，病情进展快，发病后 4~6 小时可发生死亡。

2. 首先出现的症状是剧烈的恶心、呕吐和腹痛，最后出现腹泻。

3. 神经损害：毒素吸收入血后，首先引起感觉丧失，痛觉消失，上眼睑下垂，继之出现口唇、手指、舌尖麻木，随之病情继续进展，四肢肌肉麻痹，共济失调，丧失运动能力，导致瘫痪状态。重者吞咽困难，言语不清，呼吸困难，心律失常，昏睡昏迷，最后引起呼吸中枢麻痹和血管运动中枢麻痹而死亡。

（二）急救与治疗

1. 争取尽快排出毒物。催吐、洗胃、导泻，用 1：4000 的高锰酸钾溶液或 0.5% 的活性炭悬液反复洗胃，口服硫酸镁导泻。

2. 及时补液，并维持水与电解质平衡，促进毒物排泄。

3. 肌肉麻痹用士的宁 2 毫克肌肉或皮下注射。

4. 呼吸困难者可用洛贝林等肌肉注射。

5. 一般认为，尽早应用肾上腺皮质激素，可收到良好的疗效。

（三）预防措施

必须严格加工生产过程，经鉴定合格，证明无毒，方能出售。广大群众要提高自我保护意识，不购买和食用野生河豚及其制品，在采购食用养殖河豚加工产品时仔细查验商品包装上的生产企业名称、加工企业编号等信息。河豚死后，毒素会渗入肌肉中，所以更不要吃未经加工处理的河豚。同时相关部门要加大"河豚有毒，不能食用"的宣教力度。

第二节 急性酒精中毒

当人体血液中酒精浓度大于0.1%时，会产生中毒症状，引起中枢神经系统、循环系统、呼吸系统、消化系统的功能紊乱。

一、判断标准

1. 有饮酒史，呼出气、呕吐物有强烈酒精气味。

2. 临床表现因人而异，中毒症状出现迟早也各不相同，与饮酒量、血中乙醇的含量呈正相关，也与个体敏感性有关。临床大致可分为3期：①兴奋期：表现为头昏、乏力、自控力丧失，自感欣快，言语增多，有时粗鲁无礼，易感情用事，颜面潮红或苍白，呼出气带酒味；②共济失调期：表现为动作不协调、步态蹒跚、动作笨拙，语无伦次，眼球震颤，躁动，复视等；③昏睡期：表现为昏睡，颜面苍白，体温降低、皮肤湿冷、口唇微绀。严重者深昏迷甚至可因呼吸衰竭而死亡。

二、急救与治疗

1. 一般对症处理：将患者转移至安全处，并嘱患者安静休息。

若有条件可派专人守护：①保暖：对于体温低下，感到寒冷的患者可因地制宜地采用相应的物品，如衣物、被服、毛毯等包裹患者身体，保持体温；②约束：可嘱咐患者家属守护患者，并嘱咐患者安静休息，适当限制患者活动，防止外伤；③嘱咐患者适量饮水。

2. 镇静剂使用：仅限于极度兴奋、难以约束的患者。可使用地西泮10~20毫克肌肉注射。

3. 保持呼吸道通畅以防窒息：①取平卧位，解开衣领，清除口鼻内分泌物，取出假牙。如有呕吐时头偏向一侧，防止误吸。②患者如有意识，舌根后缀而阻塞气道，应保持呼吸道通畅。③必要时可采用口咽通气道、鼻咽通气道，甚至气管插管，以防止窒息出现。

✚ 第三节　煤气中毒

煤气中毒实质上是一氧化碳中毒。凡含碳有机物质（如煤、石油、木柴等）燃烧不完全时都能产生一氧化碳（CO），炼钢、炼铁、炼焦过程中也可产生一氧化碳。此外，日常生活中，用火炉、煤炉取暖时，缺乏通风排烟设备或设备陈旧失修，在使用煤气红外线取暖器时，缺乏安全使用知识或产品本身不合规格，都有可能发生一氧化碳中毒事故。

一氧化碳被吸入肺后，与人血中的血红蛋白的亲和力几乎是氧气的300倍，所以很快与血红蛋白结合，形成碳氧血红蛋白。碳氧血红蛋白极不易分离，结果使血液失去携氧能力造成组织缺氧，严重时各器官丧失功能甚至死亡。

一、判断标准

煤气（一氧化碳）中毒的症状分为轻、中、重度：

1.轻度中毒：血液中碳氧血红蛋白占10%~20%，中毒者仅有头晕、头痛、眼花、心慌、胸闷、腿软、耳鸣、恶心等症状。若及时将中毒者移出中毒环境，使之吸入新鲜空气，这些症状很快就会消失。

2.中度中毒：血液中碳氧血红蛋白占30%~40%，除具有上述症状外，中毒者呼吸、脉搏增快，颜面潮红，四肢冰凉，嗜睡，全身无力。中毒者的口唇、胸部与四肢皮肤潮红，如樱桃颜色。这是煤气中毒后的典型体征。若及时让中毒者吸入新鲜空气或吸氧后，中毒者可很快苏醒，一般不会留下后遗症。

3.重度中毒：重度中毒者血液碳氧血红蛋白占50%左右，中毒者出现深昏迷，各种反射消失，面色苍白，四肢发凉，瞳孔散大，血压下降，呼吸困难，肢体僵硬或瘫软，大小便失禁。其预后不良，常留有后遗症，如瘫痪、痴呆、抽搐、精神异常等。

二、急救与治疗

1. 对煤气中毒者，应先将患者撤离现场，移至空气新鲜、通风良好处，松解衣扣使其呼吸通畅。注意保暖。

2. 若呼吸停止，宜立即进行人工呼吸。

3. 对呼吸抑制者，可使用呼吸兴奋剂，如尼可刹米、山梗菜碱等。同时应加强对症治疗。

4. 昏迷者应注意吸出口腔及呼吸道的分泌物，以保持呼吸道通畅。

5. 应尽快给患者吸氧，有条件者应尽快进行高压氧舱治疗。还可配合针刺太阳、列缺、人中、少商、十宣等穴位进行治疗。

三、预防措施

在寒冷季节室内生炉取暖时，应装置排烟管道，让烟气充分排出；用煤气红外线炉时，橡皮管不能漏气，临睡前，一定要关闭煤气。产生一氧化碳的车间，一定要加强通风，并定期监测车间空气中一氧化碳浓度。对工人加强安全教育，普及急救知识，进行自救互救。在煤井下放炮开采煤层时，要经过充分的通风排气后，工人方可进入作业区。避免在汽车内开着空调睡觉，行驶中的车辆也不能完全把窗户闭紧。

第四节　急性有机磷杀虫剂中毒

有机磷杀虫剂多属于有机磷酸酯类化合物，可经皮肤、呼吸道及消化道侵入人体，与体内胆碱酯酶结合形成较为稳定的磷化胆碱酶，使其失去分解乙酰胆碱的能力，引起乙酰胆碱在体内大量蓄积，导致神经功能过度兴奋，继而转入抑制，出现一系列中毒的症状和体征，如很快倒地、瞳孔缩小等。

一、判断标准

有与有机磷农药接触者，并具有以下情况可判断为有机磷杀虫剂中毒：

1. 轻度中毒：全身乏力、头痛、眩晕、恶心、呕吐、大量分泌唾液、出汗、腹痛腹泻、轻度瞳孔缩小。

2. 中度中毒：瞳孔明显缩小、肌肉抽搐、行走困难、语言障碍、视力模糊、脉搏缓慢。

3. 重度中毒：瞳孔缩小、对光反射消失、全身抽搐，呼吸变慢、不规则、最后停止导致死亡。

二、急救与治疗

1. 现场急救：立即使患者脱离中毒现场，抢救人员进入现场须穿戴防毒面具或防护镜。

（1）清除毒物：立即脱去被污染衣服，用肥皂水或清水（用于敌百虫中毒）彻底清洗患者皮肤、毛发。眼部染毒后可用清水或 2% 的碳酸氢钠溶液冲洗。

（2）催吐和洗胃：经口服中毒者应尽早进行催吐和洗胃。催吐宜用吐根糖浆，病情紧急也可选用其他方法。洗胃液可选择 2% 的碳酸氢钠溶液（敌百虫中毒忌用）或 0.02% 的高锰钾溶液（对硫磷等硫代磷酸酮类中毒忌用）。最简便的方法是用大量清水或生理盐水洗胃。若服药量较大，可保留胃管，每隔 4~6 小时再洗。洗胃必须彻底，反复抽洗至无农药味为止。但敌百虫中毒不能用碱性液，因其在碱性液中可转为中等毒性的敌敌畏。洗后可经胃管注入 50% 的硫酸钠溶液 30~70 毫升导泻。

2. 保持呼吸道通畅：清除口腔及鼻腔呕吐物，保持呼吸道通畅。

3. 安静，保暖。

4. 立即送医院治疗。

三、医院治疗原则

1. 洗胃。

2. 使用阿托品、解磷定及毒物吸附剂。

3. 人工呼吸，吸氧。

4. 肾脏中毒进行血液透析。

5. 使用大量激素。

6. 必要时使用利尿剂。

第五节　重金属中毒

重金属是指比重大于 4 或 5 的金属,约有 45 种,如铜、铅、锌、铁、钴、镍、锰、镉、汞、钨、钼、金、银等。重金属能够使蛋白质的结构发生不可逆的改变,蛋白质的结构改变,功能就会丧失,体内细胞就无法获得营养,无法排出废物,无法产生能量,细胞结构崩溃和功能就会丧失。因此,所有重金属超过一定浓度都会对人体有毒。

一、判断标准

具有以下情况可判断为重金属中毒：

1. 病史:有毒物接触史,如砷、铅、汞及其化合物;环境中有毒物的存在。

2. 急性铅中毒多于 24 小时后出现症状, 表现为口腔金属味、流涎、食欲不振、恶心呕吐, 呕吐物为白色奶块状, 腹胀、便秘或腹泻、顽固的腹绞痛、黑便（含硫化铅）、黄疸等,并有头痛、眩晕、失眠或嗜睡、烦躁不安、抽搐、惊厥、昏迷等神经系统症状。尿常规可见蛋白尿或管型尿，血铅正常值＜1.93毫摩/升。

3.急性砷中毒可有恶心呕吐、口内有金属味并有烧灼感，腹痛腹泻，大便呈米泔样。严重者可有眩晕、谵妄、抽搐、兴奋、烦躁、发热、尿失禁、昏迷、黄疸等症状，并伴有血压下降、心律不齐、心率增快。尿砷>0.2毫克/升。

4.急性汞中毒有明显的口腔炎、流涎、口渴、恶心、呕吐、食欲不振、腹泻、全身无力、头昏、头痛、睡眠障碍、情绪易激动、手指震颤等，还可以出现汞毒性皮炎、发热、肾脏与肝脏损害。血汞明显升高，含量>1.5毫摩/升，可伴有咽部红肿、腹部压痛、体温升高。

二、急救与治疗

（一）脱离中毒环境，清除毒物

①洗胃液及方法选择：铅中毒用1%的硫酸镁或硫酸钠，砷中毒选用温水、生理盐水或1%的碳酸氢钠，汞中毒选用温水。②铅中毒洗胃后灌入活性炭30克，砷中毒洗胃后灌入活性炭30克或氧化镁20~40克或蛋清、牛奶300毫升，汞中毒洗胃前可灌入蛋清、牛奶300毫升或活性炭30克。③导泻：50%硫酸镁或硫酸钠20克，溶于300毫升温水口服。

（二）院内治疗原则

1.铅中毒患者的院内治疗主要为对症支持治疗。

（1）腹绞痛：阿托品0.5毫克肌肉注射或10%的葡萄糖酸钙10毫升静脉注射。

（2）铅性脑病：除排铅治疗外，铅性脑病可给予肾上腺皮质激素，如地塞米松5~10毫克，20%的甘露醇250毫升静滴。

（3）贫血者给予铁剂治疗，神经病变者给予维生素B_1、B_{12}肌注。

（4）防治肾衰竭：补足液量，应用呋塞米等药物。

（5）纠正脱水及电解质紊乱：依据不同类型，给予适当的补充或清除。

2. 砷中毒患者的院内治疗原则：

（1）防治休克：迅速建立静脉通路；静脉补充生理盐水、葡萄糖、林格氏液，给予血管活性药物，如多巴胺、多巴酚丁胺、间羟胺等。

（2）纠正脱水及电解质紊乱：依据不同类型，给予适当的补充或清除。

（3）防治肾衰竭：补足液量，可应用呋塞米等药物。

（4）重症患者，如有条件尽早行血液透析治疗，能有效清除血砷，并防治肾衰竭。

3. 汞中毒患者的院内治疗原则：

（1）防治肾衰竭：补足液量，可应用速尿等药物。

（2）纠正脱水及电解质紊乱：依据不同类型，给予适当的补充或清除。

（3）如有急性肾衰竭，应避免应用驱汞药物，并应及早进行血液透析或血液灌流。此时可同时应用驱汞药物，以减少汞对人体的毒性，并帮助患者度过急性肾衰竭期。

（4）进行排出重金属的对应处理。

第六节　镇静催眠药物中毒

镇静催眠药是中枢神经系统抑制药，具有镇静、催眠作用。镇静催眠药中毒是由于服用过量的镇静催眠药而导致的一系列中枢神经系统过度抑制。

一、判断标准

1. 有明确的镇静、催眠药物的接触史。

2. 患者可出现嗜睡、言语不清、定向力障碍、反应迟钝等症状。

3. 严重中毒者出现昏迷、对刺激无反应、呼吸浅慢、脉搏细数、体温下降、血压下降等休克的临床表现。

二、急救与治疗

1.及时吸氧以纠正缺氧，增加氧供。氧疗具体方法较多，包括鼻导管法、开放面罩法及经气管导管法等。

2.监测生命体征并稳定患者的生命体征。

（1）生命体征监测：包括呼吸、脉搏、血压、体温及意识状态等。

（2）稳定生命体征：保持气道通畅，建立静脉通路，保持血压、呼吸、脉搏、体温在正常范围。

3.开放气道，保持呼吸道通畅以确保患者呼吸正常。

（1）重度镇静催眠药物中毒患者极易发生呼吸抑制，应确保其呼吸道通畅。

（2）清除口腔及鼻腔呕吐物：如患者出现呕吐，应及时用手或相应器具彻底将其口腔及鼻腔呕吐物清除干净。

4.清除毒物以防毒素进一步吸收。口服中毒清除毒物的常用方法：

（1）催吐：神志清楚且能合作者，让患者饮温水300~500毫升，然后用手指或压舌板、筷子刺激其咽后壁或舌根诱发呕吐。反复进行，直至胃内容物完全呕出为止。

（2）洗胃：选用温水洗胃，具体方法可详见第四节的"有机磷杀虫剂中毒"部分。

（3）导泻：硫酸镁20克，溶于300毫升温水口服。

5.尽快转送医院。

6.院内治疗原则：应用解毒药物及对症支持治疗。

1）特效解毒药物。氟马西尼为苯二氮卓类药物的特效拮抗剂，剂量为0.2毫克，缓慢静脉注射。需要时重复注射，总量可达2毫克。

2）对症支持治疗。

（1）碱化尿液：5％碳酸氢钠溶液 150~250 毫升静脉滴注，碱化尿液只对长效巴比妥类有效，对吩噻嗪类无效。

（2）催醒：应用纳洛酮 0.8~1.2 毫克，每 30~60 分钟重复 1 次，直至患者清醒。

（3）防治休克：补充葡萄糖、生理盐水、林格氏液。容量充分时可使用多巴胺、去甲肾上腺素。

（4）心律失常：依据类型进行相应治疗。

（5）对于深度昏迷或有呼吸抑制者：贝美格 50 毫克肌注或静注。尼可刹米 0.25~0.5 克，1~2 小时肌注或静注，可反复使用，极量为 1.25 克。山梗菜碱静脉注射。成人一次 3 毫克，间隔 30 分钟使用，总量不超过 6 毫克。机械通气。

（6）血液透析、血液灌注：血液灌注对大多数镇静安眠药物的清除有效，血液透析对苯巴比妥类中毒有效。

第七节　亚硝酸盐中毒

亚硝酸盐中毒是指由于食用硝酸盐或亚硝酸盐含量较高的腌制肉制品、泡菜及变质的蔬菜引起的中毒，或者误将工业用亚硝酸钠作为食盐食用而引起，也可见于饮用含有硝酸盐或亚硝酸盐的苦井水、蒸锅水后中毒。亚硝酸盐能使血液中正常携氧的低铁血红蛋白氧化成高铁血红蛋白，失去携氧能力而引起组织缺氧。

一、判断标准

具有以下情况可判断为亚硝酸盐中毒：

1.有亚硝酸盐接触史，尤其是有经口接触史。有进食或误食工业盐或大量新鲜腌制的咸菜，或进食变质陈腐的韭菜、菠菜、卷心菜、萝卜、莴苣，或饮用苦井水、笼锅水史。

2.多在进食后0.5~3小时发病，表现有全身皮肤及黏膜呈现不同程度的紫黑色、蓝灰色或蓝褐色，尤以口唇及指甲处明显，且与呼吸困难程度不成比例。

3.可有呕吐、腹痛、腹泻、腹胀等消化系统症状，也可伴有烦躁不安、精神萎靡、反应迟钝，甚至会出现神志不清、嗜睡、抽搐、昏迷等神经系统症状。

4.因血管扩张，可有血压降低、头晕、耳鸣、出汗、心搏减慢或心悸，或有肺水肿征象。

5.血中高铁血红蛋白＞10％，且中毒程度与血中高铁血红蛋白含量呈正相关。

二、急救与治疗

1.清除毒物：误服亚硝酸盐应及早洗胃及导泻。现场不能洗胃者，只要神志清楚，宜先做催吐。如中毒时间较长，可配合高位灌肠清除残存毒物。消除亚硝酸盐中毒毒物的常用方法：

（1）催吐：神志清楚且能合作者，让患者饮温水300~500毫升，然后用手指或压舌板、筷子刺激咽后壁或舌根诱发呕吐。反复进行，直至胃内容物完全呕出为止。慎用止吐药，防止加重毒物的吸收。

（2）洗胃：洗胃液选用温水，具体方法可详见第四节的"有机磷杀虫剂中毒"部分。

（3）导泻：硫酸镁20克，溶于300毫升温水口服。

2.院内治疗原则：应用解毒药物及对症支持治疗。

（1）应用解毒药物：1％亚甲蓝溶液1~2毫克/千克，用25％~50％的葡萄糖溶液 20~40 毫升稀释后缓慢静注。必要时 2 小时后重复 1 次。注射时间不少于 10 分钟，防止注射过快，出现恶心、呕吐、腹痛及休克等副作用。另外，1% 亚甲蓝溶液注射过量可引起溶血，应特别注意。

（2）对症支持治疗：应立即将患者转移到空气新鲜而通风良好的环境中，给予吸氧，同时给予相应对症处理：①建立静脉通路。②输注 5% 葡萄糖、生理盐水、细胞色素 C、辅酶 A100 单位、胞磷胆碱、ATP 等药物。③恶心呕吐明显者可给予止吐药物，如甲氧氯普胺 10 毫克肌肉注射。④抽搐时可使用地西泮 10~20 毫克肌肉注射。⑤收缩压小于 90 毫米汞柱者可以用 5% 的葡萄糖氯化钠 500 毫升加多巴胺 80 毫克静脉滴注。血压过低者可酌情输入新鲜血浆。⑥意识不清者可每小时给予纳洛酮 0.8~1.2 毫克治疗。⑦呼吸表浅者注射尼可刹米等呼吸兴奋剂，无效时及时建立人工气道，行机械通气。⑧心搏呼吸停止：立即行心肺复苏。

3. 观察患者的症状、生命体征，以确认治愈患者症状消失、生命体征平稳。

第八节　　急性阿片类毒品中毒

阿片类药物主要包括吗啡、哌替啶（杜冷丁）、可待因、二醋吗啡（海洛因）、芬太尼等，以及其粗制剂阿片（鸦片、复方樟脑酊）等。此类药物是阿片受体激动剂，阿片受体存在于中枢神经系统中，影响着中枢镇痛、情绪变化、呼吸抑制和瞳孔缩小等效应。阿片类药物能与阿片受体结合，产生中枢镇痛、欣快、呼吸抑制和瞳孔缩小等作用，能直接兴奋延髓化学感受区引起恶心、呕吐，可以降低呼吸中枢对二氧化碳张力升高的敏感性，抑制脑桥呼吸调节中枢，抑制电刺激呼吸中枢的反应。

一、判断标准

具有以下情况可判断为急性阿片类毒品中毒：

1.有使用吗啡、阿片、可待因、哌替啶、海洛因、罂粟碱、美沙酮、乙基吗啡、复方吐根散以及复方樟脑酊等阿片类药物病史。在家中或衣物口袋中发现阿片类药物。

2.临床特征：重度中毒表现为昏迷、针尖样瞳孔和高度呼吸抑制"三联症"特点，同时可出现惊厥、牙关紧闭、肺水肿等临床表现；轻度中毒患者有头痛、头晕、呕吐或抑郁，可有幻想，失去时间和空间感觉，并可有便秘、尿潴留及血糖升高等症状。

二、急救与治疗

1.监测生命体征并稳定患者的生命体征。

（1）生命体征监测：包括呼吸、脉搏、血压、体温及意识状态等。

（2）稳定生命体征：①保持气道通畅；②建立静脉通路；③保持血压、呼吸、脉搏、体温在正常范围。

2.保持呼吸道通畅：意识障碍者应注意保持气道通畅，防止窒息。

3.吸氧以纠正缺氧，增加氧供。具体方法较多，包括鼻导管法、开放面罩法及经气管导管法等。若通过一般治疗，呼吸仍无显著改善，宜早做气管插管或切开进行机械通气。

4.清除毒物。

（1）口服中毒者应立即彻底洗胃，口服时间超过6小时以上的亦应洗胃：①催吐，具体方法可详见第四节的"有机磷杀虫剂中毒"部分；②洗胃，具体方法可详见第四节的"有机磷杀虫剂中毒"部分；③灌肠：直肠灌入加入100克活性炭的混悬液；④导泻：灌肠后马上用硫酸钠或甘露醇导泻。

（2）如为皮下注射吗啡过量，应迅速用止血带扎紧注射部位上方，局部冷敷，以延缓吸收。结扎带应注意间歇放松，避免导致缺血性损伤。

5. 院内应用特效解毒药物及对症处理。

（1）阿片类解毒剂：①纳洛酮：肌肉注射或静脉注射，每次 0.8~1.2 毫克，每 30~60 分钟重复 1 次，直至患者意识、呼吸恢复。②盐酸烯丙吗啡：首剂 5~10 毫克，静注，于 2 分钟后仍未见呼吸增快和瞳孔扩大，可再注射 10 毫克；药物显效后，每隔 15~20 分钟肌注 1 次，但总剂量不应超过 40 毫克。轻症者可隔 3 小时再重复注射 10 毫克，一次注射药效可维持 2~3 小时。

（2）其他对症支持疗法：①建立静脉通路，补充葡萄糖、生理盐水、维生素 C 等。②中枢呼吸兴奋剂：可应用洛贝林、尼可刹米、二甲弗林等呼吸兴奋剂。一般多主张几种呼吸中枢兴奋剂联合应用或交替应用。③严格禁用士的宁、印防己毒素的中枢兴奋剂，因其与吗啡对脊髓兴奋起协同作用而易引起惊厥。④纠正非心源性肺水肿：纳洛酮对非心源性肺水肿无作用，主要靠维持呼吸道通畅，确保氧疗效果，如有条件可建立人工气道，呼吸机辅助呼吸，给予呼气末正压，纠正肺水肿。⑤给予营养支持。

（3）重症患者上述治疗效果不佳时，尽早采用血液透析或血液灌流。

6. 观察症状、体征以确认治愈。患者意识清楚，无呼吸抑制等，生命体征稳定。

第九节 氰化物中毒

氰化物是一类剧毒物，常见的有氰化氢、氰化钠、氰化钾、氰化钙及溴化氢等无机类和乙腈、丙腈、丙烯腈、正丁腈等有机类，某些植物果实如苦杏仁、桃仁、李子仁、枇杷仁、樱桃仁及木薯中等都含有氰苷，分解后可产生氢氰酸。中毒机理是主要抑制细胞色素氧化酶的活性，导致组织细胞生物氧化受阻，产生"细胞内窒息"，使人体严重缺氧。

一、判断标准

具有以下情况可判断为氰化物中毒：

1. 有吸入、食入或皮肤接触氰化物史，在现场或家中、环境中有氰化物的存在；最常见的是吃苦杏仁和木薯引起中毒，小儿误食苦杏仁 10~20 粒、成人 40~60 粒即可引起中毒；成人生食木薯 400 克左右即可引起中毒，食用 500 克左右即可致命。氰化物种类甚多，常见且毒性高的无机氰化物有氰化氢（氢氰酸）、氰化钾、氰化钠、溴化氰等。有机氰化物（腈类）有乙腈、丙腈、丙烯腈等。某些植物如桃、杏、枇杷、李子、杨梅、樱桃的核仁及木薯等都含有氰苷，进食后在胃酸的作用下，可分解成氢氰酸。

2. 吸入高浓度的氰化物或一次口服致死量（>100 毫克）的氰化钾或氰化钠，可在数秒内突然出现强直性痉挛，呼吸困难、昏迷，2~3 分钟呼吸停止，死亡。

3. 急性中毒可分为 4 期：

（1）刺激期：上呼吸道刺激症状，头痛、头晕、乏力、动作不协调、大便紧迫感等。

（2）呼吸困难期：胸闷、心悸、呼吸困难、瞳孔先缩小后扩大，有恐慌感，意识模糊以至昏迷，口唇及指甲无发绀现象，皮肤黏膜呈鲜红色。

（3）痉挛期：阵发性或强直性痉挛，严重者角弓反张、牙关紧闭、冷汗、二便失禁、血压下降、昏迷。

（4）麻痹期：全身肌肉松弛、呼吸浅慢、大小便失禁、体温及血压下降，甚至呼吸循环中枢麻痹而死亡。最为明显的是呼出气有苦杏仁味，皮肤黏膜和静脉呈鲜红色。

二、急救与治疗

1. 脱离中毒现场及时进行心肺复苏。

（1）脱离中毒现场：经皮肤或吸入中毒者应迅速将患者转移至安全、通风处，脱去被污染的衣物，防止中毒加重。

（2）氰化物中毒可导致呼吸停止，随即心搏停止。若发生，应立即进行现场心肺复苏。

2. 吸氧以改善缺氧并维持氧合，挽救患者生命。氧疗具体方法较多，包括鼻导管法、开放面罩法及经气管导管法等。

3. 监测生命体征以稳定生命体征。

（1）监测生命体征：包括呼吸、脉搏、血压、体温等。重点观察意识及呼吸、血压情况。

（2）稳定生命体征：①保持气道通畅；②建立静脉通路；③保持血压、呼吸、脉搏、体温在正常范围。

4. 清除毒物。

（1）对于皮肤及眼中毒患者应立即进行冲洗：可选用大量清水，最好是流动水进行冲洗。如有条件，可加入 5% 的硫代硫酸钠进行冲洗。

（2）口服中毒者进行洗胃处理：洗胃液应选用 5% 的硫代硫酸钠或 0.2% 的高锰酸钾或 3% 的过氧化氢溶液。具体方法可详见第四节的"有机磷杀虫剂中毒"部分。

5. 院内治疗原则。

（1）应用解毒药物：①立即将亚硝酸异戊酯 1~2 支放在手绢中压碎，给患者吸入 15~30 秒，间隔 2~3 分钟再吸入 1 支，直至静脉注射亚硝酸钠为止。②立即用 3% 亚硝酸钠 10~15 毫升，加入 25% 葡萄糖液 20 毫升，静脉缓慢注射，不少于 10 分钟。注射时注意血压，如有休克先兆，立即停止使用本药。

（2）对症支持治疗：①建立静脉通路；②输注葡萄糖、生理盐水、细胞色素C、胞磷胆碱、ATP改善脑细胞代谢，促进功能恢复；③地塞米松10~20毫克静脉点滴，以提高应激能力，防止肺水肿；④抽搐时，可使用地西泮10~20毫克肌肉注射。

6. 观察患者直至症状消失、生命体征平稳，从而确认患者达到治愈。

第十节　有机溶剂中毒

有机溶剂是指能溶解一些不溶于水的物质（如油脂、蜡、树脂、橡胶、染料等）的一类有机化合物，其特点是在常温常压下呈液态，具有较大的挥发性。接触高浓度苯对人有极强的神经毒作用，可以迅速产生麻醉作用，致人昏迷。高浓度的甲苯也对人有神经毒性作用。临床经验证明，接触高浓度的苯可以发生猝死。

急救要点：发生中毒事故区域的人员应尽快撤离或就地躲避在建筑物内。立即将患者转移到空气新鲜的地方，脱去被污染衣服，迅速用大量清水和肥皂水清洗被污染的皮肤，同时要注意保暖。眼内被污染者，用清水持续冲洗至少10分钟。自我保护：①要通风；②要防护；③讲卫生；④守规程。

第十一节　氯气中毒

一、毒理作用

氯气是一种黄绿色、有强烈刺激性的气体，可溶于水和碱溶液，易溶于二硫化碳和四氯化碳等有机溶剂。氯气遇水后生成次氯酸和盐酸，并有窒息臭味，许多工业和农药生产上都离不开氯。氯对人体的危害主要表现在对上呼吸道黏膜的强烈刺激，可引起呼吸道烧伤、急性肺水肿等，从而引发肺和心脏功能急性衰竭。

二、现场急救原则

1. 一般处理：立即将患者撤离现场，送至空气新鲜处。如眼部或皮肤污染，立即用清水或生理盐水彻底冲洗，给予0.5%的可的松眼药水及抗生素眼药水；皮肤酸灼伤，用2%~3%的碳酸氢钠溶液湿敷。接触一定量氯气的患者应留在医院观察。

2. 纠正缺氧：给予氧气吸入并保持呼吸道通畅。

3. 防治肺水肿：①雾化吸入中和剂，如吸入5%的碳酸氢钠；②合理应用糖皮质激素。

附　录

一、人体各年龄段身高、体重参考值速查

各年龄段身高和体重的关系表

体重：千克

身高/厘米	15~19/岁	20~24/岁	25~29/岁	30~34/岁	35~39/岁	40~44/岁	45~49/岁	50~60/岁
152	46.3	47.6	48.5	49.9	50.8	51.7	52.5	52.5
155	47.2	49.0	49.9	50.8	51.7	53.1	53.1	53.1
157	48.6	50.4	51.3	52.2	52.6	54.4	54.4	54.4
160	49.9	51.3	52.6	53.5	54.5	55.8	56.3	56.3
163	51.3	52.6	54.0	54.0	56.3	57.6	58.1	58.1
165	53.1	54.5	55.4	56.7	58.1	59.4	59.9	59.9
168	54.5	56.3	57.3	58.5	59.9	61.2	61.7	61.7
170	56.2	58.1	59.0	60.3	61.7	63.5	64.0	64.0
173	57.6	59.9	60.4	62.1	63.5	65.3	65.8	65.8
175	59.9	61.7	62.6	64.4	65.8	67.6	68.5	68.5
178	62.2	63.5	65.3	67.1	68.0	69.9	70.8	71.2
180	65.0	65.8	67.6	69.8	70.8	72.1	73.5	73.5
183	66.2	68.1	70.3	72.6	73.5	74.9	76.2	76.7

（此为男性数值，女性平均减 2.5 千克）

简易计算方法：

体重（千克）＝身长（厘米）－100

体重不足：＜身长 –100

体重过度：＞身长 –100

二、常用化验数据正常值

（一）血脂的正常值

总胆固醇（TC）：＜ 5.18 毫摩 / 升；

甘油三酯（TG）：＜ 1.7 毫摩 / 升；

高密度脂蛋白胆固醇（HDL-C）：≥ 1.04 毫摩 / 升；

低密度脂蛋白胆固醇（LDL-C）：＜ 3.37 毫摩 / 升；

载脂蛋白 A1（Apo — A1）：1.2~1.6 克 / 升；

载脂蛋白 B（Apo — B）：0.8~1.1 克 / 升。

血脂异常通常指血浆中胆固醇和（或）甘油三酯升高，俗称高脂血症。高血脂症包括高胆固醇血症、高甘油三酯血症及复合性高脂血症。

血液中胆固醇过多时，易渗透到动脉壁内膜，沉积在动脉内膜中导致动脉粥样硬化，引起冠心病、心绞痛、心肌梗死等。此外，患有糖尿病、甲状腺功能减退、肾病综合征、肝病、肝内外胆管梗阻、痛风、皮质醇增多症等，也可出现血清总胆固醇升高。在饮食上应限制动物性脂肪的摄入，尽量不要吃肥肉、动物内脏、鱿鱼、虾蟹、鱼子、贝壳类及烧烤油炸食品。常吃豆类及豆制品、鱼类、新鲜蔬菜、黑木耳、香菇、大蒜、生姜、洋葱、海带、海藻等，有利于改善脂质代谢，使血清总胆固醇下降。

（二）血液一般检查

1. 红细胞计数（RBC）。

1）正常参考值：

（1）男：（4.0~5.5）× 10^{12} 个 / 升。

（2）女：（3.5~5.0）× 10^{12} 个 / 升。

（3）新生儿：（6.0~7.0）× 10^{12} 个 / 升。

2）临床意义：

（1）红细胞减少：①红细胞生成减少，如白血病；②破坏增多，如急性大出血；③合成障碍，如缺铁、维生素B_{12}缺乏。

（2）红细胞增多常见于身体缺氧、血液浓缩、真性红细胞增多症、肺气肿等。

2. 血红蛋白测定（HGB）。

1）正常参考值：

（1）男：120~160克/升。

（2）女：110~150克/升。

（3）儿童：120~140克/升。

2）临床意义：

（1）血红蛋白减少多见于各种贫血，如急性、慢性再生障碍性贫血，缺铁性贫血等。

（2）血红蛋白增多常见于身体缺氧、血液浓缩、真性红细胞增多症、肺气肿等。

3. 白细胞计数（WBC）。

1）正常参考值：

（1）成人：（4~10）×10^9/升。

（2）新生儿：（15~20）×10^9/升。

2）临床意义：

（1）生理性白细胞增高多见于剧烈运动、进食后、妊娠、新生儿。另外，采血部位不同，也可使白细胞数有差异，如耳垂血比手指血的白细胞数平均要高一些。

（2）病理性白细胞增高多见于急性化脓性感染、尿毒症、白血病、组织损伤、急性出血等。

（3）病理性白细胞减少再生障碍性贫血、某些传染病、肝硬化、脾功能亢进、放疗化疗等。

4. 白细胞分类计数（DC）。

1）正常参考值：白细胞分类（DC），英文缩写，占白细胞总数的百分比：

（1）嗜中性粒细胞，N，0.3~0.7（30%~70%）。

（2）中性杆状核粒细胞，0.01~0.05（1%~5%）。

（3）中性分叶核粒细胞，0.50~0.70（50%~70%）。

（4）嗜酸性粒细胞，E，0.005~0.05（0.5%~5%）。

（5）嗜碱性粒细胞，B，0~0.01（0~1%）。

（6）淋巴细胞，L，0.20~0.40（20%~40%）。

（7）单核细胞，M，0.03~0.08（3%~8%）。

2）临床意义：

（1）中性杆状核粒细胞增高见于急性化脓性感染、大出血、严重组织损伤、慢性粒细胞膜性白血病及安眠药中毒等。

（2）中性分叶核粒细胞减少多见于某些传染病、再生障碍性贫血、粒细胞缺乏症等。

（3）嗜酸性粒细胞增多见于牛皮癣、天疱疮、湿疹、支气管哮喘、食物过敏，一些血液病及肿瘤，如慢性粒细胞性白血病、鼻咽癌、肺癌以及宫颈癌等。

（4）嗜酸性粒细胞减少见于伤寒、副伤寒早期、长期使用肾上腺皮质激素后。

（5）淋巴细胞增高见于传染性淋巴细胞增多症、结核病、疟疾、慢性淋巴细胞白血病、百日咳、某些病毒感染等。

（6）淋巴细胞减少见于淋巴细胞破坏过多，如长期化疗、X射线照射后及免疫缺陷病等。

（7）单核细胞增高见于单核细胞白血病、结核病活动期、疟疾等。

5. 嗜酸性粒细胞直接计数（EOS）。

1）正常参考值：

（50~300）× 10^6 个 / 升（50~300 个 / 毫米 ^{3}）。

2）临床意义：

（1）嗜酸性粒细胞增多见于牛皮癣、天疱疮、湿疹、支气管哮喘、食物过敏，一些血液病及肿瘤，如慢性粒细胞性白血病、鼻咽癌、肺癌以及宫颈癌等。

（2）嗜酸性粒细胞减少见于伤寒、副伤寒早期、长期使用肾上腺皮质激素后。

（三）出血性疾病检查

1. 血小板计数（PLT）。

1）正常参考值：（100~300）× 10^9 个 / 升。

2）临床意义：

（1）血小板计数增高见于血小板增多症、脾切除后、急性感染、溶血、骨折等。

（2）血小板计数减少见于再生障碍性贫血、急性白血病、急性放射病、原发性或继发性血小板减少性紫癜、脾功能亢进、尿毒症等。

2. 出血时间测定（BT）。

1）正常参考值：纸片法为 1~5 分钟。

2）临床意义：出血时间延长见于血小板大量减少和血小板功能缺陷、急性白血病、维生素 C 缺乏病等。

3. 凝血时间测定（CT）。

1）正常参考值：①活化法：1.14~2.05 分钟；②试管法：4~12 分钟。

2）临床意义：①延长见于凝血因子缺乏、血循环中有抗凝物质、纤溶活力增强、凝血活酶生成不良等；②缩短见于高血脂、高血糖、脑血栓形成、静脉血栓等。

（四）乙肝五项（两对半）

乙肝五项共包括乙肝表面抗原（HBsAg）、乙肝表面抗体（抗-HBS）、e抗原（HBeAg）、e抗体（抗-HBe）、核心抗体（抗-HBc）。不同组合模式的临床意义分别为：

1.+－－－－急性HBV感染潜伏期后期，急性早期，慢性携带者。

2.+－+－－早期感染，传染性强。

3.+－+－+急性或慢性乙肝，病毒复制活跃，传染性强（大三阳）。

4.+－－－+急性或慢性乙肝，可有传染性。

5.+－+++急性或慢性乙肝，HBeAg向抗-HBe过渡，传染性中等。

6.+－－++急性或慢性肝炎，急性肝炎开始缓解，病毒复制减少，无症状携带者，病毒仍有复制，传染性弱（小三阳）。

7.－+－++乙肝恢复期，已有免疫力。

8.－+－－+与上项同，或注射乙肝疫苗后。

9.－+－－－注射乙肝疫苗后产生抗体，有免疫力，或既往感染后产生的抗体。

10.－－－++HBV感染，HBsAg含量少，测不出。

11.－－－－+急性感染窗口期（急性不超过2周，慢性不超过1个月）或亚临床或轻型，体内病毒仍有复制。

12.++－－－不同亚型的乙肝病毒二次感染，亚临床乙肝病毒感染早期。

13.+++－+同上一项。

14.++－++同上一项。

15.++－－+同上一项。

16.－－+－－非典型性急性感染，提示丙肝。

17.－－+－+同上一项。

18.－++－－非典型感染。

19.－＋＋－＋同上一项。

20.－－＋＋＋急性感染中期。

21.－－－＋－乙肝病毒感染恢复期。

22.－＋－＋－同上一项。

23.＋－－＋－肝损不明显，传染低，多为病毒携带者。

（五）登山必备的几种物品

1.选择胶质硬底鞋，最好是登山鞋。底子硬的鞋可以让脚掌始终保持在一个平面上，能够有效发力，双脚不易感到疲惫，同时还能防滑，减少脚部受伤概率。此外，这种鞋可以避免岩石的刮磨，延长鞋的寿命。

2.帽子、长衣长裤。很多人认为，爬山时会出很多汗，所以穿得越少越好。实际上，随着海拔的增高,温度就会降低。在休息时，如果不及时穿上衣服保温，不但容易感冒，而且会导致失温，消耗热量。虽然气温有所下降，但紫外线的强度却丝毫没有减弱，尤其是中午，山顶上的紫外线会更加强烈，皮肤被晒伤的概率就会加大。此外，一些"野路"上的枝蔓也容易划伤皮肤。因此，最好随身携带长袖衣裤和帽子。

3.水、巧克力和糖。很多人在登山前都会准备面包、香肠等一大堆食物，殊不知这些食物既增加了背包重量，又不能起到及时补充能量的作用。糖类食品是人体吸收最快的化合物。补水也很重要，喝水一定要小口喝，每次喝两三口，人体才能有效吸收。为了补充身体因出汗而丢失的电解质，最好喝运动饮料。

4.登山杖。用登山杖上山、下山可以省很多力气，尤其是减轻腿部压力，缓解腰部、肩部疲劳。很多山路都是台阶，长时间行走对膝关节冲击很大，如果使用登山杖会有很好的保护效果,同时还能减少滑倒、扭伤的概率。另外，使用登山杖还能有效锻炼上肢力量。

可以准备一些创可贴、红花油等药品，以备不时之需。

5. 主绳：长度为 40~50 米，直径为 9~12 毫米，承重在 1500 千克以上，是轻便坚固的尼龙制品，不同的人员应分别配有不同颜色的主绳。

三、旅游登山急救包必备物品

1. 充足的水及食物、遮阳帽、太阳镜、手杖、平底防滑鞋、塑料布、电池、急救毯、火柴、蜡烛、环保垃圾袋、口哨、针线包、止血带、牙膏、盐、糖、手电筒、雨衣。

2. 外用：① 75％酒精、碘附、紫药水、红药水、烫伤膏、止痛膏、创可贴、皮炎平、冰袋、风油精、清凉油、蛇药、好得快喷雾剂、云南白药水；②消毒纱布、弹性绷带、棉签、三角巾、胶布、安全扣针、人工呼吸膜、手套、口罩、84 消毒液。

3. 医用剪刀、镊子、体温计。

4. 药品类：①速效伤风胶囊、强力银翘片、板蓝根冲剂、阿司匹林；②利菌沙、阿莫西林、诺氟沙星、复方新诺明；③吗丁啉、甲氧氯普胺、多酶片、654–2 片、复方颠茄片；④氯苯那敏、赛庚啶、阿司咪唑；⑤果导片、麻仁丸；⑥安定、苯巴比妥；⑦藿香正气水、十滴水、人丹；⑧速效救心丸、硝酸甘油。

急救物品数量由参加人数和活动天数来计算，一般按照每 5~10 人、5 天 1 份的标准来准备。

5. 家庭常用药箱。

（1）外用：① 75％酒精、碘附、紫药水、红药水、烫伤膏、止痛膏、创可贴、皮炎平、冰袋、风油精、清凉油、蛇药；②消毒纱布、绷带、棉签、三角巾、胶布、安全扣针、人工呼吸膜、手套、口罩、84 消毒液。

（2）医用剪刀、镊子、体温计、手电筒。

（3）药品类：①速效伤风胶囊、强力银翘片、板蓝根冲剂、阿司匹林；②利菌沙、阿莫西林、诺氟沙星、复方新诺明；③吗丁啉、甲氧氯普胺、多酶片、

654-2 片、复方颠茄片；④氯苯那敏、赛庚啶、阿司咪唑；⑤果导片、麻仁丸；⑥安定、苯巴比妥；⑦藿香正气水、十滴水、人丹；⑧硝苯地平、硝酸甘油、救心丸；⑨复方甘草片、咳特灵、止咳糖浆；⑩复方降压灵。